ACLS-5 및 LACLS-5
매뉴얼 (2007)

【저 자】

Claudia K. Allen
Sarah L. Austin
Sandra K. David
Catherine A. Earhart
Deane B McCraith
Linda Riska-Williams

【한국알렌인지연구회 역】

역자 대표
정 민 예 (연세대학교 작업치료학과)

편집위원장
박 지 혁 (연세대학교 작업치료학과)

편집 위원
금 효 진 (경복대학교 작업치료과)
김 선 희 (계명대학교 동산의료원)
김 희 (건양대학교 작업치료학과)
박 진 혁 (경복대학교 작업치료과)
이 유 나 (경복대학교 작업치료과)
이 현 진 (경운대학교 작업치료학과)
박 상 미 (연세대학교 대학원 작업치료학과 석사과정)

dh 대한나래출판사

DaehanNarae Publishing, Inc.

#903 IS Biz Tower
147 Sungsu 2-ro, Sungdong-gu
SEOUL 133-120, KOREA
TEL: +82-2-922-7080
FAX: +82-2-922-0841
E-mail: nrpub@naver.com
Website: www.dhpub.com

Translation of Manual for the Allen Cognitive Level Screen-5 (ACLS-5) and Large Allen Cognitive Level Screen-5 (LACLS-5)
by Claudia K. Allen et al.

Translated into Korean by DaehanNarae Publishing, Inc.

ISBN 978-89-5741-470-5

Printed in Korea

ACLS-5 및 LACLS-5 매뉴얼 (2007)

Linda Riska-Williams, MA, OTR/L, Chairperson
Claudia K. Allen, MA, OT, FAOTA
Sarah L. Austin, MS, OTR/L
Sandra K. David, MHE, OTR/L
Catherine A. Earhart, BA, OTR/L
Deane B McCraith, MS, OT/L

ACLS와 LACLS 위원회, 출판사
Camarillo, CA, USA

알렌 인지 판별 검사 5(ACLS-5)와 포괄적인 알렌 인지 판별 검사 5(LACLS-5)는 학습 잠재력, 전체적 인지 처리 능력과 작업 수행 능력의 간단한 평가를 제공한다. 이 평가 과정에서 장단점을 파악한 후 인지장애 모델에 근거를 둔 그 밖의 평가와 숙련된 관찰로 검증하고 보충해야 한다. 이 판별 평가는 다른 평가 또는 진단 도구와 별개로 사용하라는 의도가 아니다.

ACLS-5와 LACLS-5는 인지장애 모델 및 관련된 평가를 다루는 교육을 받은 작업치료사나 그 밖의 의료 전문가가 진행하도록 고안되었다. 이 매뉴얼의 저자와 판권 소유자는 ACLS-5와 LACLS-5의 부적절한 실행과 채점 또는 판별 평가의 점수 오역이나 잘못된 사용에 대한 책임이 없다.

출판사의 참고 사항: 생략된 글머리 기호를 3.4와 3.6의 점수 앞에 삽입한 것과 35쪽의 표 2.1에서 단어 "정확", "부정확"을 제거한 것 외에 둘째 판은 초판 원본과 똑같다.

초판(원본) 1쇄 인쇄 2007년 10월; 둘째 판 1쇄 발행, 2009년 4월

ISBN-13 is 987-0-9801225-3-4
ISBN-10 is 0-9801225-3-8

한국 Allen 인지 연구회가 본 번역에 도움을 제공하였습니다.

제공:
ACLS와 LACLS 위원회에 의해 출판.
P.O. Box 3144
Camarillo, CA 93011

www.allencognitivelevelscreen.org

참조할 때, 이 매뉴얼은 다음과 같이 인용되어야 한다.
Allen, C. K., Austin, S. L., David, S. K., Earhart, C. A., McCraith, D. B, & Riska-Williams, L. (2007). *Manual for the Allen cognitive level screen-5(ACLS-5) and Large Allen cognitive level screen-5(LACLS-5).* Camarillo, CA: ACLS and LACLS Committee.

감사의 말

의미 있는 일상적인 활동에 대한 참여를 최적화하기 위해 협력하는 과정에서 "최고의 기능적 능력"에 대한 공감과 관심의 중요성을 일깨워준 서로 다른 인지 능력을 지닌 많은 클라이언트, 그들의 가족들과 간병인들에게 감사드립니다.

인지장애 모델 및 관련된 평가의 개발에 기여한 의료 전문가, 치료사, 연구원, 교사와 학생들에게 감사드립니다.

그리고 커다란 잠재력을 지닌 클레어에게 많은 발전이 있길 바랍니다.

목 차

그림 및 표 목록

그림

표

머리말

Claudia Kay Allen, 박사, OT, FAOTA, 2007년 10월 18일

가죽 바느질. 35년 동안 학생, 임상의 및 연구원들은 가죽 바느질을 분석하여 간단하고 저렴하며 휴대가 용이한 이 활동을 통해 주의와 학습 능력을 효과적으로 파악할 수 있다는 것을 발견했다.

1978년에 소개된 첫 버전과 비교하여 ACLS는 근본적으로 바뀌지 않았지만 지난 몇 년간의 임상 경험 및 연구 결과를 반영하여 수행 방식 및 채점 기준에 상당한 수정을 했다. 수행 및 채점의 본질을 유지하기 위한 노력을 기울였지만 이러한 수정이 ACLS 신뢰도에 미치는 영향을 파악하는 것은 검토되지 않았다.

가죽 바느질 수행 점수는 주어진 시간에 개인의 능력을 반영하는 것으로 보일 수 있지만, 한 번의 점수가 매번 100% 정확한 능력이라고 볼 수 없다. 임상 경험은 가죽 바느질 또는 기타 유사 작업과 같이 이전 경험에 의해 높은 점수를 받는 등 점수에 영향을 미치는 요인이 있을 수 있음을 보여주었다. 시력 저하 또는 마비된 손가락과 같이 신체장애가 낮은 점수의 원인이 될 수 있다. 점수가 정확한지에 대한 임상적 판단은 항상 필요하다. 이 개정판에서는 이러한 판단의 복잡성을 설명하였다.

이 버전은 경험이 풍부한 임상의, 교육자, 연구자가 특별한 주의를 기울여 개발하였다. 판별 평가의 동적 특성을 특별히 고려하여 수행 방식이 더 자세히 설명되어 있다.

채점에 필수적인 관찰된 동작과 채점에는 필수적이지 않지만 자주 관찰될 수 있는 관찰된 동작을 구분할 수 있는 점수 체계에 큰 관심을 기울였다. 수행 능력을 설명하며 점수와 관련된 것으로 가정된 네 번째 열이 추가되었다.

모든 저작물에서와 마찬가지로 이 개정판의 목표는 인지장애가 있는 개인과 그들의 보호자와 협력할 수 있는 임상가의 능력을 향상시켜 그들이 소중한 작업에 더욱 완전하게 참여할 수 있는 방법을 찾도록 하는 것이다.

시작 당시 이 매뉴얼을 맥락에 포함했을 때 나는 매우 놀라움을 느꼈다. 나는 현재까지 가장 구체적이고 명확한 매뉴얼을 만들기 위해 많은 노력을 기울이면서 세부적인 정보까지 다룬 저자들에게 감사하게 생각한다. 임상 시험 실시 기준을 준수하기 위해 임상가들은 이 매뉴얼을 자주 참조해야 할 것이다.

경험이 풍부한 임상가들은 이 버전의 설정, 수행 및 채점이 기존의 방법과는 달라야 한다는 것을 알게 될 것이다. 목표는 신뢰할 수 있는 수행 및 정확한 채점이다. 항상 그렇듯이, 이러한 변경 사항에 대한 여러분의 의견을 환영하며 지속적인 토론에 참여하길 바란다.

인지장애가 있는 수천 명의 사람들이 가죽 바느질을 감독하고 이러한 동적 테스트를 실행하는 방법을 많은 치료사에게 가르친 캐티 이어하트(Cathy Earhart)에게 특별히 감사의 마음을 전한다. 그녀의 전문 지식에 지속적으로 많은 도움이 될 것이다.

Claudia Kay Allen

감사의 글

개별적으로 감사의 말을 전할 분들이 너무 많지만 ACLS와 LACLS의 이전 버전 개발에 참여하신 분들의 기여와 리더십에 대한 특별한 감사의 말을 전하고자 한다. Deborah S. Moore 석사, OTR, Noomi Katz 박사, OTR, Naomi Josman 박사, OTR, Kathy Kehrberg OTR, MSW, Delaune Pollard AccOT, Catherine A. Earhart 학사, OTR/L, Sandra K. David 석사, OTR/L, Claudia K. Allen 석사, OT, FAOTA에게 각각 감사의 말을 전한다.

매뉴얼의 중요 업데이트를 시작한 Allen Cognitive Advisors, Ltd. 관계자 여러분에게 감사를 전한다. 오랜 개정 과정에서 그들의 이해, 노력, 그리고 강력한 지원이 높은 기준을 충족하는 우수한 완제품을 만들 수 있는 배경이 되었다.

Hadassah-Hebrew대학 의학부의 작업치료학과 명예교수와 Ono Academic대학 건강 및 의료 전문 연구 기관 소장을 맡은 Noomi Katz 교수님의 노고에 감사의 말을 전한다. 연구원, 교육자 및 저자인 Katz 교수님은 작업 수행에서의 인지 역할에 관한 전문 지식으로 국제적으로 잘 알려져 있다. 그녀는 **"생애 인지 및 작업: 작업치료에서의 개입에 대한 모델" 2판(2005)**의 저자이다. 인지장애 모델에 관련된 다수의 연구 조사를 실시하고 관련 조언을 제공했으며 이론과 평가 개발에서 중요한 역할을 맡았다. 본 매뉴얼의 전문 평론가로서 Katz 교수님은 최종 버전의 승인뿐만 아니라 많은 유용한 제안을 제공했다. 우리는 그녀의 전문적인 공헌과 지지에 대해 매우 감사하게 생각한다.

세심한 편집을 위해 그녀가 노력한 시간에 대해 2007년 Allen Cognitive Advisors, Ltd.의 차기 회장인 Joan Riches 학사, OT(C)에게 특별한 인정과 감사를 표한다. Joan은 우리들이 놓친 부분을 찾아냈다!

커버 사진뿐만 아니라 매뉴얼 내 많은 다른 사진들을 제공한 예술가 S.K. Parker에게 깊은 감사를 표한다.

편집 및 이 문서 교정의 최종 단계에서 LAC+USC 의료 네트워크 정신과 서비스의 치료사와 교수진, 보스턴 대학교의 Sargent 대학 보건재활과학의 학생들이 이 매뉴얼에 대한 귀중한 "현장 검증"을 제공해 주었다.

저자에 관하여

㈜알렌 인지 고문(ACA) 이사회의 당연직 회원인 Claudia K. Allen, OT, 석사, FAOTA. 인지장애가 있는 개인의 존엄성에 대한 저자의 깊은 관심과 치료사들이 그러한 환자들을 식별하고, 이해하고, 도울 수 있도록 하기 위한 수년간에 걸친 저자의 지원은 인지장애 모델과 알렌 종합 평가 개발의 바탕이 되었다. 이 모델과 알렌 종합 평가의 유용성에 대한 인식은 작업치료와 다른 의료 영역에서 지속적으로 높아지고 있다. 저자는 40년에 걸쳐 인지장애가 있는 사람들이 필요로 하는 것을 제공하기 위해 많은 학생들 및 치료사들과 같이 일해 왔다. 그녀의 많은 기사와 책들이 이 매뉴얼의 부록 B 참고 문헌에 수록되어 있다. 그녀는 미국 및 해외에서 수천 명의 치료사와 학생들에게 강의를 해왔다. 1987년 Eleanor Clark Slagle Lectureship을 수상했고, 1990년 호주 멜버른에서 세계 작업치료 연맹에서 기조연설을 맡았다. 평가 기준의 각 부분과 관련된 이론적인 수행 능력을 식별하는 채점표의 열에 그녀의 전문 지식이 반영되어 있다. 다른 저자들은 ACLS-5와 LACLS-5의 최신의 최종 버전에서 그녀와 같이 일할 수 있었던 것을 기쁘고 자랑스럽게 생각했다.

ACA 이사회 회원인 Sarah L. Austin, 석사, OTR/L. 시카고 주립대학 작업치료 부 교수이며 시카고 일리노이 대학에서 측정, 평가, 통계 및 평가에 중심을 둔 교육 심리학의 박사 후보로 재직하고 있다. 그녀의 논문은 3개의 알렌 진단 모듈(ADM) 작업에 대한 심리 연구에 초점을 맞추고 있다. 이 개정 과정 전반에서 그녀는 평가 개발 연구원과 전문가의 관점을 제공했다. ACLS에 대한 그녀의 광범위한 학술 지식과 과거 및 현재의 연구 조사는 이 매뉴얼의 연구 조사 부분에 큰 도움이 되었다.

ACA 2004-2006 회장과 ACA 이사회 회원인 Sandra K. David, 석사, OTR/L. 1986년부터 Sandra는 정신과, 전문 간호 시설 및 아동발달 프로그램 부문에서 아동, 청소년, 성인, 그리고 노인들에 관한 인지장애 모델에 관해 연구해왔다. 그녀는 여러 논문 및 서적을 저술하고 지역, 국가 및 국제 수준에서 ACL에 대한 그녀의 연구를 발표했다. 그녀의 논문은 ACL과 뇌의 유기적 변화에 대한 관계를 다루었다(David, 1992). 1996년 그녀는 AOTA에서 ACL에 관한 임상 정보 증대 및 활용을 인정받아 공로상을 받았다. 그녀는 폭넓은 임상 경험을 바탕으로 귀중한 통찰력과 실용적인 관점을 제공했다. 또한 그녀는 선명도를 높이고 사용자가 이해하기 쉽도록 하기 위해 매뉴얼에 있는 그림의 대부분을 촬영 및 편집했다.

ACA 등재 이사인 Catherine A. Earhart, 학사, OTR/L. Cathy는 1972년부터 급성정신의학에서 작업치료사로 종사했고, 현재는 캘리포니아 로스앤젤레스에서 로스앤젤레스 카운티와 남부 캘리포니아 대학의 의료네트워크 정신과 서비스의 작업치료 감독자이다. 1974년부터 1995년까지 그녀는 Caludia Allen 및 기타 임상의과 협력해 인상 관찰을 수집하고 인지장애 모델의 개발에 중요한 질적인 연구를 실시하고 있다. 다른 간행물 중, Claudia Allen 및 Tina Blue와 1992년에 **"신체 및 인지장애에 대한 작업치료 목표"**라는 베스트셀러 교과서를 공동 집필했다. 그녀는 **"알렌 진단 모듈(1993)"**과 **"알렌 진단 모듈, 제2판(2006)"**의 주 저자이다. Claudia와 그녀의 협력, 세심한 관찰, 클라이언트가 활동에 참여하는 동안 나타나는 동작의 패턴 설명 및 활동 분석 기술은 매뉴얼의 대부분 섹션, 특히 각 등급 기준과 관련된 이론적 수행 능력을 식별하는 수행 부분 및 점수 표 열에 중요한 전문 지식을 제공했다.

ACA 등재 이사인 Deane B McCraith, 석사, OT/L. Deane은 24년 동안 보스턴 대학-사전트 대학 보건재활과학 작업치료학과에서 임상 부교수로 재직했다. 1980년대 중반에 인지장애 모델의 도입 이후 Deane은 치매, 지속적인 정신질환, 외상성 뇌손상을 입은 사람에 대한 임상 실습에서 이 모델을 이용하고 다양한 조직에서 이 모델 및 이의 실용적인 응용에 대해 제시하고 조언을 제공했다. 2003년 AOTF에서 후원하는 보조금의 일부로 Alexis Henry 교수님, OTR/L과 함께 조사하며 "인지장애 모델의 유용성을 통한 정신장애를 가진 사람들에 대한 예측 가능한 지역사회 기능"에 관해 연구했다. 현재 실습, 교육, 연구 문맥을 학술적으로 연결하는 그녀의 능력과 더불어 그녀의 유머감각과 처리 기술은 다양한 전문 지식과 다른 저자의 경험은 이 매뉴얼의 모든 섹션을 구성할 때 매우 도움이 되었다.

테스트 개정 위원회 위원장과 ACA 등재 이사인 Linda Riska-Williams, 석사, OTR/L. 1978년부터 1980년까지 Claudia Allen과 Catherine Earhart와 함께 수행한 학위 논문 작업부터 인지장애 모델을 사용했다. 그 당시 그녀는 여섯 가지 인지 수준을 확장하기 위한 시도로서 Riska 개체 분류(ROC) 테스트를 개발하였다. **"Lowenstein 작업치료 인지평가(LOTCA)와 LOTCA, 제2판"**(Itzkovich, Averbuch, Elazar & Katz, 2000) 및 **"아동을 위한 동적 작업치료 인지평가(DOTCA-CH)"**(Katz, Rarush & Traub Bar-llan, 2005)에 짧은 버전의 ROC가 분류조작의 평가로 포함되어 있다. Linda는 신체 또는 정신 장애를 가진 성인과 노인들을 위해 일하고 있으며 최근에는 심각한 신체적 또는 인지장애를 가진 3세부터 22세 학생들을 위해 일하고 있다. Linda는 프로젝트를 완성하고 출판하기 위해 오랫동안 많은 노력을 기울여 온 것에 대해 "저자위원회"의 위원장으로서 특별히 인정을 받아야 한다. 그녀는 전반적인 틀을 유지하고 우리가 돕는 사람들의 요구를 충족한다는 더 큰 목표를 일깨우며 모든 우여곡절을 극복하고 위원회를 유지하며 관리하였다.

서 문

ACL 판별의 5번째 버전 개발

2003년 10월 Allen Cognitive Advisors, Ltd.(ACA)의 일반 회원 회의 중 2004년 연간 ACA 알렌 인지 심포지엄과 관련하여 알렌 인지 수준 판별(ACLS) 관련 수업 개발과 교육 과정 제공을 제안했다. ACL 판별 평가의 최신 버전 ACLS-2000(Allen Conferences, Inc., 2000, acls.htm)은 실습, 교육 및 연구에 이를 사용하는 전문 커뮤니티의 임상 및 학술적 기대를 충족하기 위하여 업데이트 및 수정될 필요가 있다는 피드백을 받았다. 이 작업의 범위를 인식하고 이 프로젝트를 수행하기 위해 전문가들로 구성된 위원회를 ACA 보드에서 구성했다.

지난 3년 동안 "저자"라고 불리는 이 위원회는 ACA 판별 평가의 이전 버전을 모두 검토했다. *심리 및 교육 테스트를 위한 표준*(미국교육연구협회[AERA], 미국심리학협회[APA] 및 교육평가에 대한 국가위원회[NCME], 1999)에서 설명된 테스트 수정 표준이 저자의 임상, 연구, 교육적 전문성 및 경험과 더불어 후속 업데이트 및 수정 절차에 대한 기준을 제시하였다. 저자들은 널리 사용되고 공식 버전으로 인식되는 ACL 판별 평가의 4개의 이전 버전들을 식별하였다.

버전 1: ACL-Original(ACL-O)(Moore, 1978)
버전 2: ACL-Expanded(ACL-E)(Allen, 1988; Earhart & Allen, 1988)
버전 3: ACL-1990(ACL-90) 및 ACLS-1990(ACLS-90)(Allen, Earhart & Blue, 1992, pp. 31-34, 51-53)
버전 4: ACLS-2000(Allen Conferences, Inc, 2000, acls.htm)

연구자들은 알렌 인지 수준-문제 해결(ACL-PS) 버전(Josman & Katz, 1991)과 알렌 인지 수준-시간제한(ACL-Timed) 버전(Josman & Bar-Tal, 1997)인 두 개의 추가 버전을 개발했다. 이러한 버전은 개발의 목표가 된 연구 이외에는 널리 사용되지 않기 때문에 판별 평가의 공식 버전으로 간주 되지 않는다.

새로 업데이트되고 수정된 ACL의 5번째 버전은 LACLS의 5번째 버전이 아니라는 것이 중요하다. Kehrberg, Kuskowski, Mortimer와 Shoberg(1992)는 시각 장애인이나 손 기능 장애를 가진 사람을 위해 대형 알렌 인지 수준(LACL) 시험을 만들기 위해 ACL-E 버전을 수정했다. 가죽, 구멍, 끈이 더 커지고 시각적 대조 및 신호를 더 많이 제공하도록 LACL 시험은 ACL-E 시험과는 다르게 설계되었다. 그러나 두 유형은 모두 인지장애 모델에 근거하였고 동일한 수행 및 채점 지침을 활용하였다. 또한 Kehrberg 등(1992)은 ACL-E와 LACL 점수 간의 관계에 대한 몇 가지 증거를 제공하는 연구 결과를 발표했다. 알렌과 동료들은 하나의 테스트의 두 가지 유형으로 ACL 및 LACLS을 확인하였다(ACLS-2000 Allen Conferences, Inc, 2000, acls.htm). 이 매뉴얼의 저자는 ACLS-5 및 LACLS-5를 두 개의 개별 테스트 또는 평가가 아닌 판별 평가의 두 가지 유형으로 인식한다. 두 유형의 수행 및 채점은 동일하지만 LACLS-5는 더 크고 많은 단서를 제공한다는 점에 유의하는 것이 중요한데 특히 LACLS-5에 높은 점수를 얻은 사람들의 점수가 약간 높아질 가능성이 있다. 시행된 유형에 따라 점수가 변화하는지 및 임상에서 어떠한 유형을 선택하고 적용해야 하는지를 결정하기 위해서는 두 가지 유형 간 관계의 특성을 더 잘 이해하기 위한 연구가 필요하다.

이 버전의 기여자

이 매뉴얼의 개정 및 집필 과정에서 저자는 다양한 이해 관계자 그룹의 의견을 구했다. 인지장애 모델과 관련해 학계와 임상 분야에 종사하는 15명 이상의 숙련된 전문가들이 검토 및 개정을 검토하고 이에 기여하여 현재 버전의 판별 평가가 개발되었다. 또한, 다양한 전문 지식을 갖춘 40명이 넘는 치료사들이 상세한 의견 및 제안을 제공했다. 오랫동안 이루어진 작업, 논의 및 토론, 그리고 저자의 "폭넓은 전문 지식"과 더불어 이러한 관계자들의 피드백을 바탕으로 지금까지의 ACL 판별 평가 버전 중 가장 명확하고 가장 사용자 친화적인 버전이 되었기를 바란다.

2007년 2월 Allen Cognitive Advisors, Ltd는 ACLS 시험 개정 작업을 이행하기 위해 *알렌 인지 수준 판별 매뉴얼 5(ACLS-5)와 대형 알렌 인지 수준 판별 5(LACLS-5)* 작업 초안을 받아들였다. ACL 및 LACLS 위원회는 그 때의 저작권 및 게시에 대한 책임을 진다.

이 버전의 새로운 기능

ACLS의 다섯 번째 버전은 *교육 및 심리 테스트를 위한 표준*임을 알린다(AERA, et al., 1999).

제1부: 인지장애 모델의 역사

이 섹션은 새로운 부분이다. 출판물, 이론 및 조직 개발을 포함한 인지장애 모델의 간략한 역사는 이번에 새롭게 개정한 5번째 버전과 함께 ACL 판별 평가의 이전 버전에 대한 배경을 제공하기 위해 포함되어 있다.

제2부: ACLS-5 및 LACLS-5 소개

이 섹션은 새로은 부분이다. "인지 기능"이란 용어는 ACL 판별 평가에 의해 측정되는 구조로 소개 및 설명된다. 이 중요하고 새로운 공식은 평가 구조에 대해 논의하기 위한 맥락을 제공한다. 복잡성이 점점 증가하는 일련의 3가지 바느질 작업의 구조는 수행 수준과 방식에 대한 알렌 척도와 통합됐다. 의도된 용도, 대상 및 시행자 자격에 대한 설명은 수행 절차의 동적 특성의 개요 앞에 있다.

제3부: 가죽 바느질 도구 준비

두 가지 평가 유형 ACLS-5와 LACLS-5 모두에 대한 더 구체적이고 새로 조직화된 설정 방법과 가죽 바느질 도구 설정을 설명하기 위해 이 섹션에서는 컬러 사진을 추가했다. 두 가지 유형 사이의 유사점과 차이점이 강조되어 표시되어 있다.

제4부: 시행 준비

이 섹션은 대폭 수정되고 확장되었다. 충분한 이해와 적절한 관리 및 채점을 보장하기 위해 초보자와 숙련된 시행자를 위해 이 ACL 판별 평가의 5번째 버전에 대한 필수 준비 지침을 제공한다.

이 섹션은 또한 각각의 평가를 수행하기 전에 따라야 하는 절차를 명확하게 설명한다. 처음에는 ACL-5와 LACLS-5를 언제 이용 할지 정하는 것에 대한 지침이 제공된다.

제5부: 시행

이 섹션은 대폭 수정되고 확장되었다. 이 버전의 가장 중요한 변경 사항 중 하나는 인지장애 모델에 대한 더욱 정확한 이론적 가정을 위해 수행 지침을 수정한 것이다. 효과적으로 동적 관리 절차를 실행하기 위해 명확하게 임상적 추론을 하는 새로운 형식을 추가적으로 제시했다.

이 버전의 새로운 수행 지침서는 3가지 바느질 작업을 정확하게 완료했는지와는 상관없이 다음 바느질 작업을 진행하도록 시행자에게 지시한다. 이러한 변경은 3가지 바느질 작업을 정확하게 완료하지 못했을 경우 판별 평가를 끝내는 이전 방식과는 다르다. 이러한 변경은 다음 단계의 더 복잡한 바느질 작업을 시도하도록 격려하기도 전에 판별 검사를 끝내 대상자의 수행 능력의 최고치를 반영하지 않은 채 낮은 점수가 나오게 할 수 있다는 가능성을 고려하여 이루어진 것이다. 이러한 변경을 통해 작업 및 명령 복잡성의 암시적 계층 구조를 포함하여 판별의 심리적 특성판별을 살펴볼 수 있을 것으로 기대된다.

이러한 변경은 향상된 서식 및 색상 코드 시각적 가이드라인과 함께 보다 논리적이고 이론적 근거가 있으며 사용자 친화적인 수행 지침을 생성하기 위한 것이다. 이 섹션을 찾기 쉽도록 색 간지가 삽입되어 있다.

제6부: 점수 배정

이 섹션은 대폭 수정되고 확장되었다. 점수 부분에는 점수에는 필요하지 않지만 자주 관찰되는 추가적 해동 관찰뿐만 아니라 알렌 수행 수준과 방식에 대한 척도에 이론적으로 해당하는 점수, 채점 기준을 설명하는 새로운 채점표를 추가했다. 새토운 열에는 이론적으로 점수 및 등급 기준 행동과 관련된 수행 능력이 나열되었다. 이 섹션을 찾기 쉽도록 색 간지가 삽입되어있다.

제7부: 점수 해석, 보고 및 사용

이 섹션은 새로운 부분이다. 판별 평가에서 얻은 점수의 보고 및 점수 해석에 대한 일반 지침은 점수를 보다 상세하게 해석하고 활용하기 위한 자료와 함께 제공된다.

제8부: 발표된 연구의 검토

이 섹션은 새로운 부분이다. 이 섹션은 판별 평가의 심리적 특성에 관한 가장 최근의 연구에 대한 검토를 포함하고 미래의 조사할 수 있는 영역을 제시한다.

제9부: 참고 문헌

전체 매뉴얼은 인지장애 모델에 관해 출간된 넓은 범위의 문헌을 광범위하게 참조하였다.

부록

이 섹션은 새로운 부분이다. 부록에는 매뉴얼과 인지장애 모델에서 자주 사용되는 용어 및 약어, ACLS-5와 LACLS-5의 완전한 설정 사진, 샘플 보고 양식, 추가된 참고 문헌, 인지장애 모델과 관련해 선정된 평가, 서적 및 웹사이트에 대한 출처 목록이 포함되어 있다.

매뉴얼의 전반에 걸쳐 사용된 용어 "시행자"는 가죽 바느질 도구의 설정, 수행 준비 및 ACLS-5와 LACLS-5의 수행과 채점을 담당하는 전문가를 칭한다. 일반적인 용어, "사람" 또는 "사람들"은 시행자에 의해 인지 수행 능력을 평가 받고 있는 대상, 클라이언트, 환자 또는 학생을 나타낸다.

우리는 이 ACL 선별 평가의 5번째 개정을 통해 서로 다른 인지 능력을 가진 개인이 일상생활에서 의미 있는 작업에 참여하고자 할 때 치료사들이 이들을 더 잘 이해하고 공감하며 도울 수 있게 되기를 바란다.

저자 CA, SA, CE, SD, DM, & LRW

2007년 10월 18일

제 1 부

인지장애 모델의 역사

1960년대 후반, 필라델피아의 동부 펜실베니아 정신의학 협회(Eastern Pennsylvania Psychiatric Institute)의 Claudia Kay Allen, MA, OTR, FAOTA와 동료들은 전반적인 인지 기능을 측정하기 위한 척도(scale)를 개발하기로 하였다. "인지 수준"이라고 일컫는 것은 6가지 수준으로 구성되며, 임상적으로 관찰 가능한 것의 연속체 및 기능적 활동을 수행하는 능력의 질적인 차이를 측정한다. 수준의 원래 구조는 피아제의 감각운동기(Piaget's sensorimotor period)의 6개 하위 단계를 기초로 한다(Piaget, 1952). 이 때 Allen과 협력한 치료사는 여러 가지 수공예 프로젝트의 인지적 활동 요구를 주의 깊게 분석했다. 그들은 개인이 평가 과정의 중요 요소인 작업을 완성하는 동안 이를 관찰했다. 두 작업은 타일 상자(tile boxes)와 가죽 바느질이다. 임상가들은 휴대성과 사용의 용이함 때문에 가죽 바느질 작업을 선호하게 되었다. 치료사는 가죽 바느질 도구의 초창기 버전을 준비 작업으로 하여 학습과 인지장애의 신속한 측정인 ACL 평가를 개발하다. 메릴랜드주 볼티모어의 존스홉킨스병원에 도착한 후 Allen과 다른 치료사들은 수준과 관련된 이론을 개발하고 인지장애 모델로 알려지게 된 이 새로운 모델과 관련된 평가 과정을 개선하기 위해 지속적으로 노력하였다.

1974년 Allen은 로스앤젤레스에 있는 LAC+USC Medical Center 정신과의 수석 작업치료사가 되었고, 20년간 Catherine Earhart, Tina Blue 및 많은 숙련된 치료사와 학생들과 협력하여 인지장애 환자들에 대한 서비스를 개선했고 이해를 증대했다. 그녀의 석사 논문의 일환으로서, Moore(1978)는 LAC+USC Medical Center의 숙련된 치료사와 Allen과 협의하여 가죽-바느질 검사의 실시와 채점에 대한 첫 번째 표준화된 프로토콜을 성문화하였다. 이 검사는 4×5인치 사각형의 둥근 가죽과 인지적 어려움이 증가되는 것으로 가정한 세 가지 바느질법인 홈질, 감침질, 단일 코도반 바느질로 구성되었다. 시행자는 학습 능력을 빠르게 파악하기 위해 평가 대상에게 표준화된 지침에 따라 세 가지의 바느질을 완성하라고 요청했다. 이는 첫 번째 테스트 버전인 Allen 인지 수준(Allen Cognitive Level - Original, ACL-O)이 되었다.

Claudia Allen의 첫 번째 저서인 **"정신질환에 대한 작업 치료: 인지 장채 측정 및 관리(Occupational Therapy for Psychiatric Diseases: Measurement and Management of Cognitive Disabilities)"**가 1985년에 출판되었다. 이 책은 6가지 인지 수준을 제안하여 전반적인 인지 처리 능력에 따라 개인이 관심을 기울이는 정보를 이론적으로 반영하는 관찰 가능한 운동 행동 패턴과 언어 수행으로 이루어진 계층적 연속체를 설명하였다. 이러한 수준과 설명이 목적은 현실적인 중재 목표를 세우는 과정의 일환으로서 인지장애 환자에 대해 공감하고 객관적으로 이해하도록 치료사를 돕는 것이다. 추가적으로 세 가지 평가가 설명되어 있다. 이는 ACL-O, 일상 작업 내역 인터뷰(Routine Task History Interview)를 포함하며, 일상 작업 목록(Routine Task Inventory, RTI)의 첫 번째 버전을 포함한다. RTI는 관찰 지침으로서 인지 수준에 따른 14가지 일상 활동(ADL)의 활동 분석에 기반을 둔다. 이 출판물은 드한 장애가 없는 사람뿐만 아니라 정신분열증, 심각한 우울증, 치매 환자를 포함하는 다양한 대상에게 ACL-O를 사용한 첫 번째 연구 조사에 대해 설명한다.

Allen은 1987년 American Occupational Therapy Association Conference의 Eleanor Clark Slagle Lecture에 초청되었다(Allen, 1987). 이 강의에서 그녀는 성공적인 수행을 촉진하기 위하여 적절한 치료적 활동의 선택과 사용을 위한 활동 분석의 중요성을 강조했다. 이 발표에서 그녀는 러시아의 활동 이론가 Leontyev와 Vygotsky의 저서와 인지장애 이론의 관련성도 설명하였다. 이 관련성을 기초로 하여 Allen은 새로운 계층적 활동 분석을 제의하고 능력을 이해하려면 의미 있는 감각 신호를 식별해야 한다고 제안하였다. 또한 이 강의에서 인지 발달에 관한 피아제의 단계 이론(Piaget's stage theory)(Piaget, 1952)과 자신의 이론을 구별하였다.

"인지장애-확장된 활동 분석: 수고예 절차, 인지적 자극 및 반응에 대한 분석(Cognitive Disabilities-Expanded Acitivity Analysis:Analysis of Craft Processes and Cognitive Stimulation and Response)"의 저자는 주의 깊게 분석한 수공예 작업을 평가에서 사용하기 위한 지침을 제공한다(Earhart & Allen, 1988). 이때 ACL-O의 다른 결함이 있고 민감성이 부족하다면 판별 도구의 두 번째 버전인 Allen Cognitive Level-Expanded(ACL-E)로 대신한다. 이 버전의 확장된 점수 범위는 1.0-6.6이며, 가죽 바느질에서 꼬임 오류가 표준 수행 동안에 발생하지 않는다면 모든 사람이 완료할 수 있도록 추가되었다(Earhart & Allen, 1988). Josman과 Katz(1991)는 또한 연구 버전인 알린 인지 수준-문제 해결(Allen Cognitive Level-Problem Solving, ACL-PS)을 개발하였다. 이 버전은 처음 평가를 시작할 때 바느질을 보고 시도할 수 있는지 물어보고 이를 통해 수행 순서를 알려준다. 만약 할 수 없다면 언어적 설명을 제공한다. 여전히 충분하지 않다면 평가자는 시범을 보인다. 이 단계화된 설명의 순서는 특히 일부 인지 수행의 6연속체 중 수준 5에 해당하는 사람의 단일 코도반 바느질을 하는 것과 관련된 점수 범위를 제공하여 ACL-O의 천장효과(ceiling effect)를 제거한다. 이 버전이 대부분 연구를 위해 사용되고 이의 구성요소가 3번째 버전 ACL-90에 통합되었으므로 이는 공식 버전으로 간주되지 않는다(Allen, Earhart & Blue, 1992, p.33).

Allen은 1990년 호주 멜버른에서 세계 작업 치료 연맹(World Federation of Occupation Therapy)의 기조 연설자로서 또 다른 주요 연설을 위해 초대되었다. 이 연설에서 그녀는 활동에 참여하는 동안 개인이 인식하는 의미에 대한 감각을 사용하는 활동과 도구의 관계를 상세히 설명하였다(Allen, 1990).

이와 같은 시기에 Minneapolis Veterans Administration Hospital의 Theressa Burns와 동료들은 알츠하이머병 환자들의 시간에 따른 기능적 변화를 좀 더 잘 확인할 수 있는 방법에 대해 연구하였다. 이에 따라 *"인지 수행 테스트(Cognitive Performance Test[CPT])"*가 개발 및 출판되었다(Burns, Mortimer & Merchak, P., 1992). CPT는 *정신질환에 대한 작업 치료: 인지 장채 측정 및 관리(Occupational Therapy for Psychiatric Diseases: Measurement and Management of Cognitive Disabilities)*의 6가지 인지 수준에 따라 설명된 기능적 수준을 평가하기 위해 표준화된 일상 활동과 수단적 일상생활활동(IADL) 작업을 사용된다(Allen, 1985).

1990-1992년에 LAC+USC의 Allen과 동료들은 여섯 개 인지 수준의 원래 척도를 26개 수행 방식의 순차적인 척도로 확대하였다. 이들 방식은 운동과 언어 수행 양상을 관찰하여 개인이 무엇에 관심을 갖는지를 반영한다. 이러한 확대된 순차적 척도는 인지 처리 능력의 기능적 향상과 임상적으로 관찰 가능한 것을 좀 더 민감하게 측정하도록 한다. 이 확대된 척도는 *신체 및 인지장애인을 위한 작업 치료의 목표(Occupational Therapy Treatment Goals for the Physically and Cognitively Disabled)*는 저서에 "알렌 척도(Allen Scale)"로 언급되었다(Allen, Earhart & Blue, 1992). 이 책을 저술하는 동안 저자는 ACL-E의 개정을 결정한다. 개정은 1990년대에 이루어졌고, 그 결과로 Allen Cognitive Level, 1990(ACL-90)이 세 번째 버전의 검사이다. 이 버전은 중요한 두 가지 변경을 포함한다. 이전에는 각각의 가죽-바느질 작업에서 적어도 두 땀의 바느질의 완성을 요구했던 것이 이러한 작업 수행이 우연히 발생한 것이 아니라는 것을 확인하기 위해 세 땀의 바느질로 바뀌었다. 싱글 코도반 바느질에 대한 지침 제공과 채점을 위한 ACL-PS 방법론은 판별 검사의 동적인 특성을 강화하고 Allen 척도에서 기능적 수준이 5인 사람의 능력을 좀 더 잘 적용할 수 있도록 작업의 복잡성을 증가시키기 위해 검사 실시 과정에 포함된다(Allen, Earhart & Blue, 1992, p.33).

이 저서는 또한 Large Allen Cognitive Level(LACL) 테스트를 소개한다(Allen, Kehrberg, & Burns, 1992; Kehrberg, et al., 1992). 이는 시력과 손 기능이 저하된 사람의 점수에 대해 신뢰도를 높이기 위해 Minnesota Veterans Administration Hospial의 Kehrberg와 동료에 의해 개발되었다. Allen과 동료들은 판별 평가의 두 유형으로 원래 크기, ACL, 더 큰 크기, LACL을 공식적으로 승인했으며, ACL과 LACL의 관련성에 대해서는 앞으로 추가적인 연구가 필요할 것이다(Allen, Earhart & Blue, 1992). 앞에서 언급한 많은 평가의 저자들은 Allen 척도에서 추가된 수행 방식을 반영하기 위해 채점 프로토콜을 수정했지만 이러한 변경은 전체적으로 받아들여지지는 않았다(Levy & Bums, 2005). 수행 방식에서 능력의 기술은 표준화된 도구와 검사 프로토콜로 구성된 24가지 수공예 작업인 Allen 진단 모듈의 초판 개발 시 Allen과 Earhart에 의해 사용된 활동 분석의 지침이 되었다(Earhart, Allen & Blue, 1993). ADM 작업의 목적은 ACL-90 테스트로부터 수집한 점수를 확인하기 위한 신뢰할 수 있고 상세한 수행 평가를 제공하는 것이다. 수공예 작업은 기능적 사용을 통해 의미 있는 프로젝트를 완성하는 동안 새로운 정보 처리와 문제 해결을 할 수 있는 기회를 제공한다.

추후 수행 방식에 대한 이해를 촉진하고 개입 목표와 방법에서 선택이 가능하도록 하기 위해서 Allen, Earhart 와 Blue는 Allen conferences, Inc가 출판한 작업치료용 컴퓨터 프로그램 문서를 기초로 한 안내서인 *인지 수행 방식에 대한 이해*(Understanding Cognitive Performance Modes, 1995)를 저술하였다. 이 안내서는 개입 목표와 방법, 기능적 능력 및 수행 방식과 관련한 안전 예방책을 포함하는 각 수행 방식에 대한 간단한 설명을 제공한다.

이론을 개발할 당시, ACL, LACL, ADM 평가를 실시하는 동안 관찰된 행동이 근본적인 전반적 인지 처리 능력과 이론적으로 관련된 수행 능력을 반영한다는 것이 명백해졌다. 이에 대한 인식은 ACL 평가가 Allen 척도에서 3.0-5.8 수행 방식의 기능에 해당하는 사람들에게 사용하기에 가장 적절하다는 것을 명확히 할 수 있도록 하였다. Tina Blue는 Allen 척도에서 1.0-3.2 수행 등급에 해당하는 가장 심각한 전반적 인지장애를 가진 사람을 평가하고 개입하드록 하기 위해 감각 자극 키트(Sensory Stimulation Kits)(Blue, 1995)를 고안하였다.

판별 검사의 네 번째 버전인 알렌 인지 수준 판별-2000(Allen Cognitive Level Screen-2000, ACLS-2000)은 Allen과 동료들이 2000년 3월, Allen Conferences, Inc.(Allen Cognitive Levels, 2000, acls.htm)와 협력하여, 알렌 인지 수준과 관련한 교육과 정보를 담은 공식 웹사이트에 소개하였다. 이 개정판은 관찰 사항을 이론적으로 가장 많이 호환이 되는 짝수 점수에 통합하고 홀수 점수를 제거하여 채점 기준을 간소화하였다. 또한 그때 Allen과 동료는 작업치료 전문가와 교육자들이 인지 기능 또는 장애의 독립적인 결정 요인으로 ACL 판별 검사를 사용하고 이 유일한 정보를 기초로 중재를 하는 것을 발견하고 크게 우려하게 되었다. ACL 판별 검사를 논의할 때 "검사(test)" 대신 "판별(screen)"이라는 용어를 사용하는 것은 ADM과 RTI-E와 같이 행동 및 다른 기능 수행 평가에 대한 숙련된 관찰의 "판별 점수" 검증의 중요함을 강조하기 위한 것이다. 그 이후로 ACL-90과 ACL-2000은 공식 명칭의 일부로 "판별(screen)"을 포함하였다.

널리 사용됨에 따라 ACL Screen의 올바른 사용을 촉진하는 것의 필요성이 지각되었고, Claudia Allen과 치료사 집단은 2001년에 Allen Cognitive Advisors, Ltd.(ACA)를 설립하였다. 이 조직의 구성원은 관련된 교육적 활동과 인지장애 므델의 네트워킹과 학문적 발전에 주력하였다. 웹사이트 Allen Cognitive Network(ACN)는 Allen 인지장애 도델과 관련된 전문가의 네트워킹 관심사와 자원, 정보를 위한 공식적 웹사이트인 Allen Conference를 대체하였다. ACA는 2001년 미네소타의 덜루스에서 첫 번째 Allen Cognitive symposium을 후원하였고, 매년 지속적인 교육적 심포지엄을 제안했다. 2003년 이 기관은 두 개의 매우 중요하고 상호 관련된 프로젝트를 시작했다 이는 이 매뉴얼에 반영된 ACLS와 LACLS의 검사 실시, 채점, 해석에 초점을 맞춘 교육 과정과 검사 개정 과정이다.

ACLS와 LACLS의 다섯 번째 버전은 인지장애 모델에 기초한 몇몇 다른 도구를 업데이트한 것과 일치한다. Burns

는 *인지 수행 테스트(Cognitive Performance Test, 2006)*에 대해 상업적으로 이용할 수 있는 검사 도구 세트를 만들었다. Earhart는 *Allen 진단 모듈(Allen Diagnostic Module)*의 두 번째 판을 출판했고(2006), Katz는 *확장된 일상 작업 목록(Routine Task Inventory-Expanded, RTI-E)(2006)*의 새로운 매뉴얼을 개발하였다. RTI-E 매뉴얼은 Allen에 의해 개발된 미출판 버전(1995)을 기초로 하고 지역사회의 만성 정신질환 환자들에 대한 연구에 사용된 평가에 대해 상세히 다루었다(Katz & Perelman, 1993).

인지장애 모델은 초기부터 그들이 서비스를 제공하는 대상자의 확실한 요구를 사항, 환자의 행동과 수행에 대한 치료사의 관찰을 확고한 근거로 하였다. 모델 및 관련된 평가는 정신 건강, 법정신의학, 노인요양, 신체 재활과 같은 다양한 임상 영역에서 치료사들에 의해 현재 사용되고 있다. 중재를 위한 모델의 적용은 해결할 임상 문제 및 환경에 따라 달라진다. 급성 진료 환경에서 치료사는 환자와 협력하여 전반적인 인지 처리 기능의 변화와 환자의 흥미와 가치, 활동 요건들을 조율하고 기능적 능력의 변화를 평가하고 예상되는 개선을 감독한다. 아급성기 또는 안정기에 치료사는 의미 있는 활동의 언어적, 운동 수행 요구, 관심사를 확인하기 위해 수행 방식과 관련된 상세한 활동 분석을 사용하여 중재 목표를 설정하고 현재의 능력을 조율한다. 수행 방식은 환자와 보호자에게 적응, 보완적 기술과 접근법뿐만 아니라 새로운 지식을 가르치는 방법을 제시해준다. 진행성 퇴행 질환을 가진 환자들을 위해 치료사는 가족과 보호자들에 대한 간병의 부담을 줄이고, 환자의 안전을 지키며, 능력을 유지하는 데 도움이 되는 의미 있는 활동을 권고할 수 있다. 중재에서 이 모델을 사용할 때 가장 중요한 것은 환자의 "최상의 기능적 능력"에 대한 공감과 이해를 높이는 것이다. 이를 통해 치료사, 환자, 가족과 보호자들이 의미 있는 작업에 최적으로 참여하기 위해 협력할 수 있다.

Allen과 대규모 치료사들 공동체의 협력은 지난 수년간 질적, 양적 연구, 새로운 이론, 임상 실습에 대응해 ACL 판별을 발전시켜 왔다. 앞으로 이러한 경향을 통해 신체 및 인지 장애를 가진 사람들을 위해 인지장애 모델의 지속적인 관련성을 경험적으로 수립하기 위한 중요한 학문적 조사뿐만 아니라 모델과 판별을 지속적으로 개선할 것이다.

제2부

ACLS-5 및 LACLS-5 소개

측정 대상 개념화에 대한 정의

Allen과 그녀의 동료들은 ACLS에 대해 "다른 시각 운동 작업을 수행하는 방법을 학습하는 능력을 추정할 수 있게 하는 시각 운동 작업"이라고 설명하였고, 판별은 "개인의 현재 학습 능력을 빠르게 추정하는 방법(provides a quick estimate of a person's current capacity to learn)"이라고 설명하였다(Allen, Earhart & Blue, 1992, p.32). 현재의 신경과학이론과 연구 분야에서의 발전뿐만 아니라, *기능, 장애 및 건강에 대한 국제적 분류 체계(International Classification of Functioning, Disability, and Health, ICF)*(세계보건기구: World Health Organization [WHO], 2001)와 *작업치료 실행체계(Occupational Therapy Practice Framework, OTPF)*(미국 작업치료협회: American Occupational Therapy Association [AOTA], 2002)의 용어에 따라 인지장애 모델의 이론적인 요소들이 수정 및 세분화되고 있다. 이러한 과정에서 "기능적인 인지"는 ACLS-5와 LACLS-5 검사 시 치료사가 평가하는 개념에 대한 보다 현대적이고 적절한 기술어로 발전해 왔다.

용어 "기능적 인지"는 인지적인 어려움을 가진 사람들이 일 생활에서 수행하는 기능을 관찰하는 사람들에게 직관을 제공한다. 인지적인 제한에 대해 논의하고 병이나 사고로 인해 손상된 뇌의 부위에 대해 가정할 수 있는 가운데, 공감적 관심 및 중재 효과는 손상된 특정 뇌 부위 대신 남아있는 인지 처리 능력에 더욱 초점을 맞춘다. 이러한 잔존한 능력 및 관련된 수행 기능들은 의미 있는 일생 활동에 참여하고 최대의 기능적인 수행을 돕기 위한 필수 활동과도 밀접하게 연관된다. 하지만, 대부분의 경우 직관을 논리적으로 설명하는 것은 어렵다. 지난 여러 해 동안, 일상적인 실습에서 인지적 장애 모델에 대해 연구하고 적용하고 가르쳐온 많은 숙련된 치료사들은 기능적 수행과 인지 능력 간의 관계에 대한 직관적인 이해와 인지장애에 대한 기존의 관점 간에 어떤 차이가 있는지에 대해 논리적으로 명확하게 설명하는 데 어려움을 겪어왔다. 다음에서 설명하는 이론적 개념화는 이러한 노력에 따른 하나의 결과물이다.

ACLS, LACLS 및 인지장애 모델과 관련된 다른 평가를 통해 평가 가능한 중요한 이론적 개념인 기능적인 인지는 기능적인 수행 능력과 뇌의 전반적인 인지 처리 능력 모두를 아우른다. 기능적 수행 능력은 개인의 관심이 반영된 전반적인 인지 처리 능력과 특정한 기능적인 작업 수행에 요구되는 활동, 예를 들어, 운동, 언어적 능력, 사회적 행동, 자기 인식, 다양한 작업을 수행하는 데 필요한 환경에 대한 인식과의 상호작용으로부터 기인한다. 그러므로 기능적인 인지는 다음의 다양한 요소들 간의 복잡하고 동적인 상호작용을 포함한다.

- 뇌의 구조적인 능력
- 사람이 인지하거나 주의를 집중하는 것
- 이 정보와 관련하여 뇌에서 부여하는 의미
- 운동과 언어적 행동의 결과물
- 수행에 영향을 주는 문맥적 요소
- 수행을 구성하는 활동 요건
- 수행의 동기가 되는 개인의 가치와 흥미
- 실제 수행에서 얻은 피드백

개념화의 명확화는 인지장애 모델에서 주요 관심사가 수행에 영향을 미치는 특정 인지, 지각 또는 운동 능력의 문제보다는 이러한 요소 모두의 복잡하고 동적인 상호작용을 중심으로 하고 있음을 강조한다. 따라서 이 측정되는 개념은 클라이언트가 가진 요소, 활동 요건 및 수행 기술을 포함한다. 또한 중재는 OTPF에서 설명하듯이, 클라이언트 요소 수준에 초점을 맞추기보다는 수행 기술, 참도, 작업 수행 수준에 초점을 맞춘다(AOTA, 2002).

전반적 인지 능력에서의 질적인 차이는 일시적 혹은 만성적 질병, 부상, 피로, 중독 상태 또는 일반적인 성장 또는 발달 중단의 결과일 수 있다. 이 인지장애 모델에서는 이러한 중단 요인들은 다양한 기능적인 작업의 수행에서 관찰이 가능한 집중력, 운동, 언어 행동의 특정 패턴을 보여준다고 가정한다. 이러한 패턴들은 점차 복잡한 전반적 인지 처리 능력을 나타내는 계층적이고 서열적 연속체로 이해할 수 있다. 이 연속체를 인지 수준과 수행 방식의 Allen 척도라고 한다. Allen 척도로 알려진 이 척도에서 설명하고 있는 행동의 계층은 평가와 목표 설정뿐만 아니라, 원하는 작업에서 필요로 하는 활동에 맞게 개인의 "최대 기능적 능력"을 조율하는 중재를 이끌어내도록 하는 활동 분석 요소를 제공한다.

평가의 구성

이러한 새 이론적 개념 내에서 ACLS와 LACLS 평가는 사람들에게 복잡성이 점점 증가하는 가죽 바느질 작업을 통해 개인의 사용 가능한 인지 능력을 보여주는 수행 맥락을 제공한다. 각 가죽 바느질 작업을 성공적으로 수행한다는 것은 개인이 각각 작업 특정한 목적을 가진 3가지 바느질을 완성하는데 요구되는 작업 수행 능력이 있음을 의미한다.

이는 다음의 사항을 이해하고 사용하며 주의를 기울일 수 있음을 의미한다.

- 재료의 감각적 단서(예: 가죽판, 끈과 바늘)
- 시행자의 언어적 시범적인 지시사항, 단서 그리고
- 바느질을 하는 동안 개인의 움직임으로부터 오는 피드백

이 작업은 인지 수준 3(홈질), 4(감침질), 5(단일 코도반 바느질) 또는 Allen 척도에서의 방식 3.0~5.8과 관련된 능력을 필요로 한다. 가장 쉬운 홈질 작업부터 점점 복잡한 작업으로 전개된다. 복잡성은 각 작업의 요소를 알아내고, 가정된 인지 수준과 방식에서 설명된 감각적 단서, 움직임, 그리고 문제 해결 능력을 비교함으로써 정의된다.

첫 번째이자 가장 쉬운 작업인 홈질은 실을 끼운 바늘이나 끈을 가죽판의 연속적인 구멍에 끼우는 반복적인 작업으로 구성된다. 홈질에 대한 지시사항은 이 같은 반복적인 행동을 설명하는 간단한 단어와 동사로 된 짧은 지시문이다. 더 이상의 부가적인 문제는 도입되지 않는다. 이 작업의 이론적으로 결과물이나 목표보다는 움직임에 초점을 두고 있는 3단계 인지 능력과 관련이 있는 능력을 요하기 때문에, 다음 단계 작업과는 달리 결과물에 대한 평가는 이루어지지 않는다. 5부에서 다루는 검사 방법에서 시행자에 의해 제공되는 언어적인 단서는 연관된 작업 수행 요건을 보다 잘 충족하기 위해 이번 버전에서 수정되었음을 기억해야 할 것이다. 예를 들어, 인지 단계 3에서는 목표에 대한 인식 여부를 평가할 필요가 없기 때문에, 홈질 작업을 수행하는 사람에게는 이전 버전에서처럼 시행자의 견본 스티치와 비교해 보라고 더 이상 요청하지 않는다. 감침질 작업을 수행하는 사람에게는 견본 스티치와 자신이 완성한 스티치를 비교하라고 요청한다. 이는 인지 단계 4에 해당하는 개인이 갖추어야 할 기능적인 능력이기 때문이다. 단일 코도반 바느질 작업에서는 견본 스티치와의 비교해보라고 요구하지 않는데, 이 작업은 인지 단계 5와 연관된 도움이 제공되지 않는, 자가 학습으로 작업을 완성할 수 있는 능력을 평가하도록 구성되었기 때문이다.

감침질은 양면 가죽끈을 끼운 바늘로 가죽판 가장자리의 뒤에서 앞으로 움직이면서 바느질하여, 가죽판에 있는 연속적인 구멍을 통과해 한 방향으로 바늘을 밀어 넣으면서 완성한다. 이 짧은 움직임의 과정은 시행자가 시범을 보이고, 재료의 시각적 특징에 주의를 기울여 견본 스티치와 동일한지 확인해야 한다. 시행자는 피검사자가 보일 수 있는 2가지 오류에 대해서는 되돌아가 오류를 수정할 수 있음을 알리고, 피검사자가 특정 수의 스티치를 완성할 수 있도록 한다. 이 능력은 이론적으로 인지 단계 4와 관련이 있는데, 이는 단기 목표의 인식, 시각적 단서로 간단한 문제를 파악하고 비교하는 능력의 활용, 사회적으로 알려진 기준에 대해 인식하고 있는 능력을 포함하며 이러한 모든 능력은 작업 완성에 필요한 것이다.

단일 코도반 바느질은 바늘에 가죽끈을 끼우고, 가죽판의 앞에서 뒤로 감침질을 느슨한 상태로 완성한 후, 견

본 스티치에 맞춰 모든 스티치를 단단히 당기면서 완성한다. 이 다소 긴 일련의 움직임은 끈과 가죽판 사이의 공간적인 관계의 변화에 세밀한 주의력과 복잡한 시각적 단서를 이해하는 능력을 요구한다. 자기주도 문제 해결능력은 시행자가 피검사자에게 도움 없이 스티치를 완성하도록 하는 데 필요하다. 한 번의 언어적 단서와 최대 2번의 스티치 시범을 포함한 보다 구체적인 지시는 필요할 때 제공할 수 있다. 복잡한 시각적 단서와 어떤 동작에서의 부가적인 효과를 이해하는 것과 연역적 또는 귀납적 추론을 통해 재료와 관련된 문제를 해결하는 능력은 이 작업의 완성을 위해 필요하다. 시행자는 직접적인 지시와 두 번의 시범 외의 도움을 제공해서는 안 된다.

3가지 가죽 바느질 작업의 수행은 성공적인 작업 수행을 위해 비슷한 활동 요구 및 비슷한 전반적 인지 처리능력을 요하는 작업을 할 수 있음을 의미한다.

사용 목적

ACLS-5와 LACLS-5는 Allen 인지 단계 기준과 수행 방법 척도 3.0~5.8에 해당하는 인지 능력을 보이는 사람을 대상으로 하는 기능적인 인지 능력 판별 방법으로 개발되었다. 다른 판별 검사처럼, 이는 기능적인 인지 능력과 관련된 드러나지 않거나 의심스러운 문제를 파악하거나, 이러한 문제의 심각도 또는 범위를 추정하기 위한 저렴한 검사 방법이어야 한다. "판별 점수"를 의미하는 이 점수들은 잠재적인 학습 능력, 인지 처리 능력 그리고 작업 수행 능력과 관련된 강점과 문제를 의미할 수 있지만, 검사 당시 시점에서 이루어지는 신속한 추정치라는 맥락 안에서 이해될 필요가 있다. 이 점수들은 피검사자의 환경과 특정한 인지 능력에 맞는 추가적인 평가와 기술적인 관찰을 선택하는 지침이 된다. 이 방법을 통한 입증으로 시행자는 점수를 보다 자신 있게 활용하여 수행 방식에 의해 알 수 있는 개인의 수행 가능 수준을 알려주는 해석이 가능하다. 개인(피검사자)이 무엇을 원하고, 필요로 하고, 원하는 것을 수행하도록 지지하는 개인의 환경에 대한 정보와 더불어 이러한 점수의 해석을 통해 목표를 설정하고 의미 있는 일상적인 작업을 위한 "최고의 기능적 능력"을 극대화하는 중재를 수행할 수 있다.

적용 대상군

초기 ACL 검사는 정신질환을 가진 성인과 치매 환자를 대상으로 개발되었다. 이러한 진단들은 일반적으로 기능적인 작업 수행에 영향을 주는 전반적인 인지적 변화와 연관되어 있다. 전반적 인지장애는 운동, 언어능력과 자신과 주변 환경을 인식하는 능력에 영향을 주는 것으로 볼 수 있다. 따라서 이 판별 검사는 인지장애 모델에 따라 전반적 인지 처리 능력에 문제가 있는 것으로 보이는 기능적인 행동 패턴을 가진 사람들을 대상으로 사용할 것을 권한다. 정신질환이나 치매를 가진 성인과 더불어, 임상가와 연구가들은 정신질환을 가진 청소년들(Henry, Moore, Quinlivan & Triggs, 1998; Lee, Gargiullo, Brayman, Kinsey, Jones & Shotwell, 2003; Shapiro, 1992)과 외상성 뇌 손상 장애 또는 뇌졸중을 가진 성인(Katz & Heimann, 1990)과 같은 인지장애를 동반한 다른 환자군을 대상으로 하는 적용에 대해 연구를 해왔다. 이 LACLS-5는 위의 대상군 중 작업 수행에 영향을 주는 시각과 손 기능도 손상된 사람을 대상으로 적용해야 한다. 4부의 "ACLS-5 또는 LACLS-5 선택"의 하위 섹션은 각각의 판별 검사 전에 준비해야 할 가이드라인에 대해 설명하고 있다.

수행, 채점, 점수 해석 담당자의 요건

ACLS-5와 LACLS-5는 작업치료사나 일시적 또는 영구적인 인지 손상을 가진 환자를 대상으로 일을 한 경험이 있고, 인지장애 모델에 대한 교육을 받은 관련 의료 전문가가 시행하고 결과를 채점하도록 고안되었다. 또한 시행자는 작업치료사나 기타 의료 전문가를 위한 공식적이고 전문적인 학습 프로그램에 참여하여 표준화된 검사 도구 사용에 대한 교육을 받아야 한다. 만약 인지장애 모델과 판별 검사 시행에 대한 공식적인 교육 과정이 없다면, 새로운 시행자는 첫 번째 판별 검사를 시행하기 전, 숙련된 시행자 또는 멘토와 협력해야 한다. 공식적인 교육 실시 유무와 상관없이, 새로운 시행자는 숙련된 시행자와 함께 여러 번 이 판별 검사를 함께 시행해 볼 것을 권장한다. 서로가 피검사자의 수행을 채점하고 비교해 봄으로써 평가자 간의 신뢰를 확인할 수 있다. 인지장애 모델의 맥락 안에서 판별 검사 적용 경험을 쌓으면서, 숙련된 시행자와 점수 해석에 대해 논의하는 것 또한 매우 중요하다. 또한 전문가는 각 전문가 협회와 지역적인 면허 요건에 의해 규정된 역할을 준수하면서 임상적인 역할 범위 내에서 종합적인 평가 과정의 일환으로써 이 판별 검사 결과를 해석해야 한다.

검사 절차의 개요

ACLS-5와 LACLS-5의 검사의 시행은 작업을 계속 수행하도록 피검사자를 격려하고, 스티치를 정확하게 완성하고 실수를 수정할 수 있도록 피검사자에게 언어적 지시, 시범 및 구체적인 단서의 제공을 포함하는 동적인 과정이다. 이러한 방법들은 피검사자가 바느질을 완성하는 동안 시행자는 그들이 무엇에 주의를 기울이고 어떤 언어적, 신체적 동작을 보이는지에 대해 관찰할 수 있는 기회를 제공한다. 시행자가 사용하는 단서는 3가지 가죽 바느질 작업을 최상으로 수행할 수 있도록 하기 위한 맥락적인 지원의 수준에 따라 그 정도(등급)가 결정된다. 이러한 역동적 요소를 고려하여 시행자는 격려, 언어적 단서, 부가적인 시범을 언제 제공할지, 검사를 언제 끝내야 할지에 대해 결정해야 시행한다. 시행자는 반드시 이 검사 수행 프로토콜을 숙지해야만 개인(피검사자)의 행동과 수행의 모든 양상을 지속적으로 관찰하는 데 적극적으로 참여할 수 있다.

제3부

가죽 바느질 도구 준비

가죽 바느질 도구는 조립되지 않은 채로 포장되어 있으며 평가 시행 전에 설정해야 한다. ACLS-5에는 다음이 포함되어 있다.

• 구멍이 나 있는 모서리가 둥글고 한쪽 면은 황갈색인 직사각형 4×5인치 가죽 하나
• 코가 크고 무딘 바늘 하나
• 나삿니가 있는 황동 잠금 바늘 2개
• 눈으로 앞뒤를 구별할 수 있는 가죽 끈 한 타래
• 왁스가 칠해진 리넨 실 한 타래

LACLS-5 패키지는 다음과 같이 구성된다.

• 구멍이 나 있는 모서리가 둥글고 한쪽 면은 황갈색인 직사각형 6×7인치 가죽 하나
• 양쪽 끝이 플라스틱으로 된 갈색의 질감이 있는 구두끈 하나
• 나삿니가 있는 황동 잠금 바늘 2개
• 눈으로 앞뒤를 구별할 수 있는 넓은 가죽 끈 한 타래
• 참고: 기존의 두 가지 설정 단계는 더 이상 도구의 표준이 아니다.
• 이전의 LACLS 가죽 바느질 도구에 포함되어 있던 주머니는 폐기해야 한다.
• 가죽 끈의 거친 뒷면에 더 이상 흰색이 칠해져 있지 않다.

검사 시행에 앞서, 아래의 설명에 따라 홈질, 감침질, 코도반 바느질 세 가지를 가죽에 완료하여 가죽 바느질 도구를 설정한다. 가죽에 스티치를 하기 전에 바늘이 구멍으로 쉽게 통과하는지 확인한다. 송곳이나 작은 못을 구멍에 밀어 구멍을 약간 넓힐 수 있다. 두 가지 판별 유형인 ACLS-5와 LACLS-5 설정 지침이 각각의 바느질에 대해 제공된다.

홈질

ACLS-5의 경우

끈과 바늘 준비. 왁스가 칠해진 리넨 실 타래를 15인치로 자르고, 실의 끝 부분에 매듭을 만든 뒤에 실의 반대쪽 끝을 무딘 바늘에 끼운다.

바느질 시작. 완성된 부드러운 부분이 앞쪽으로 오도록 가죽을 잡고, 더 긴 쪽이 수평이 되도록 한다. 왼쪽 끝 모서리(맨 위에서 긴 쪽이 왼쪽 면의 짧은 쪽과 만난다) 위쪽 부분에서 시작하여, 뒤에서 앞으로 바늘을 구멍에 통과시켜 단단하게 당긴다. 시작 구멍의 정확한 위치는 부록 D를 참고하라.

홈질 세 개 완성하기. 왼쪽에서 오른쪽으로(시계 방향) 진행하고, 실을 끼운 바늘은 홈질 시작 부분에서 구멍을 통해 가죽의 앞에서 뒤로 밀어 넣고 팽팽하게 당긴다. 그 다음 실을 끼운 바늘을 다음 구멍을 통해 가죽의 뒤에서 앞으로 밀고 팽팽하게 당긴다. 두 번 반복한다. 실은 처음 스티치 이외에 6개의 구멍을 통과하고, 구멍을 놓치거나 가죽의 가장자리 쪽으로 끼우면 안 된다. 그림 1과 2를 참고하라.

LACLS-5의 경우

구두끈 준비. 홈질을 하기 위해 양쪽 끝이 플라스틱으로 된 넓은 구두끈을 사용한다. 구두끈을 잘라서는 안 된다. 한 쪽 끝에 매듭을 만들고 나머지 끝을 바늘처럼 사용한다.

바느질 시작. ACLS-5에 대한 상기의 지침을 따른다. 시작 구멍의 정확한 위치는 부록 E를 참고하라.

홈질 세 개 완성하기. ACLS-5에 대한 상기의 지침을 따른다.

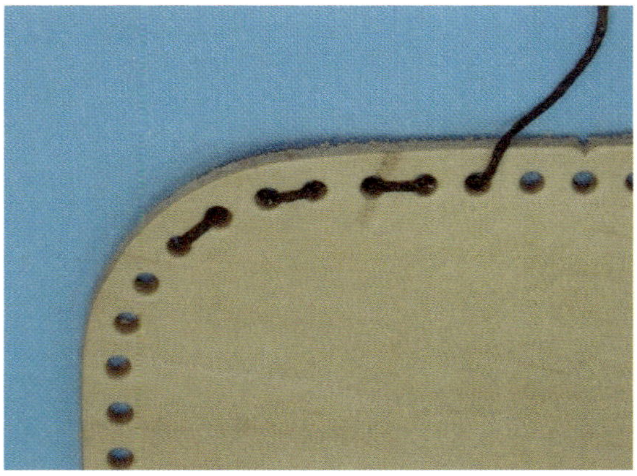

그림 1. 홈질 앞면.

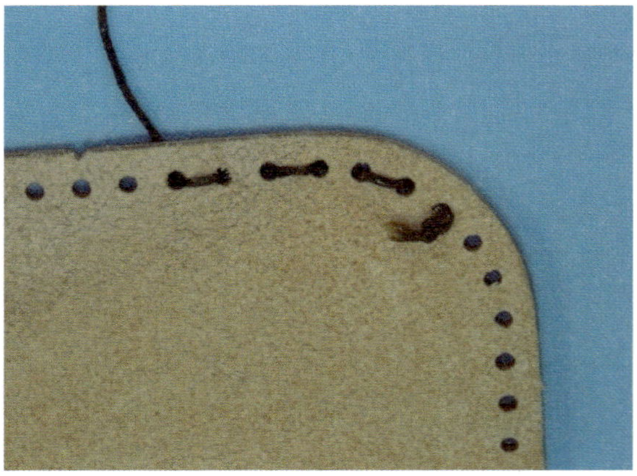

그림 2. 홈질 뒷면.

감침질

ACLS-5와 LACLS-5의 경우

끈과 바늘 준비. 가죽 끈을 30인치로 두 개 자른다. 한 쪽 끝 부분은 60도 각도가 되도록 자른다. 그림 3을 참고하라. 그림 4와 같이 끈을 바늘에 끼운다. 끈은 가볍게 당겨도 빠지지 않도록 바늘에 끼워야 한다.

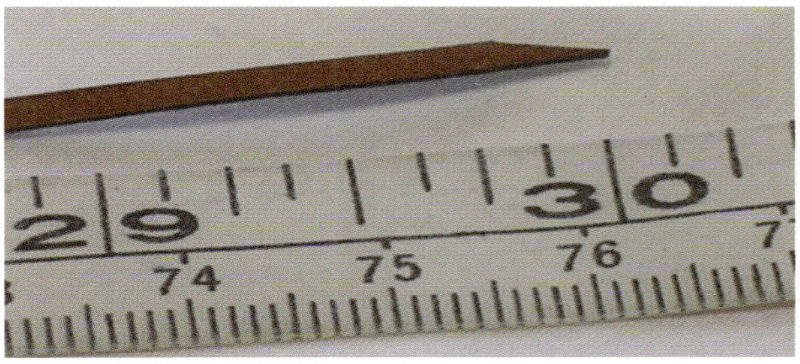

그림 3. 60도로 자른 끈.

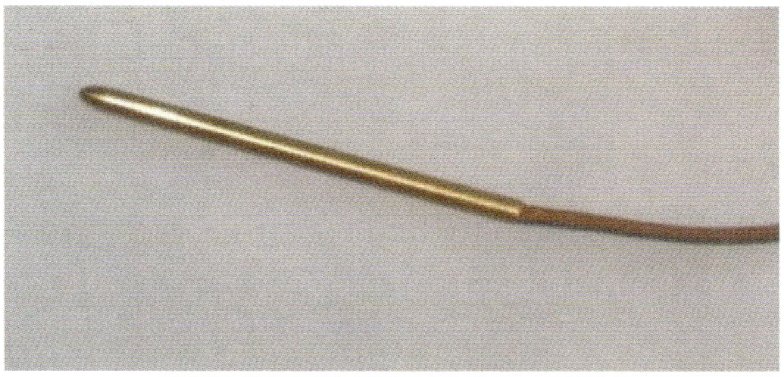

그림 4. 끈을 끼운 바늘.

바느질 시작하기 및 끈 고정. 가죽을 돌려 홈질을 한 모서리 반대편이 위가 되도록 한다. 왼쪽 상단에서 시작하며, 바늘을 앞에서 뒤로 넣어서 "감침질을 시작"한다. 정확한 위치를 확인하기 위해서 부록 D(ACLS)와 E(LACLS)를 참고하라. 전면에, 1.5인치의 꼬리를 남긴다. 꼬리 부분을 가죽의 가장자리에서 감싼 다음 뒤쪽의 끈에서 감싼다. 그리고 뒤에서 끈 아래로 꼬리를 통과시켜 꼬리가 다음 바느질에서 거리가 떨어지도록 한다. 바늘땀을 팽팽하게 한다. 바늘을 가죽의 앞에 오도록 해서 앞에서 뒤로 다음 구멍에 넣어 앞에서 뒤로 통과시켜 끈의 완성된 면이 보이도록 한다. 끈이 꼬이지 않도록 한다. 바늘땀을 팽팽하게 한다. 첫 번째 감침질을 잡아 맨 다음 남은 끈을 자른다. 그림 5와 6을 참고하라.

감침질 세 개 완성하기. 우선, 뒤의 구멍에서 앞의 모서리 위로 바늘을 가져온다. 왼쪽에서 오른쪽(시계 방향)으로 진행하며, 앞에서 뒤로 다음 구멍으로 바늘을 넣는다. 그리고 끈을 가족 모서리에 대고 팽팽하게 당겨 가죽의 앞뒤에서 끈의 완성된 부분만 보이도록 한다. 끈이 꼬이지 않도록 하고 가죽 뒷면에서 이미 끼운 부분을 교차해서 끼우지 않도록 한다. 두 번 반복한다. 그림 5와 6을 참고하라.

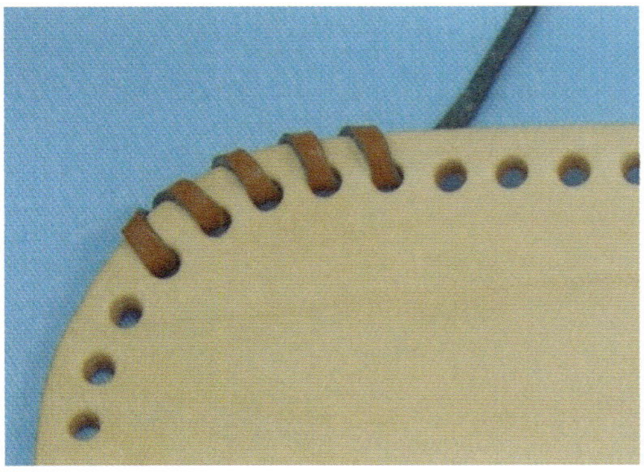

그림 5. 감침질 앞면.

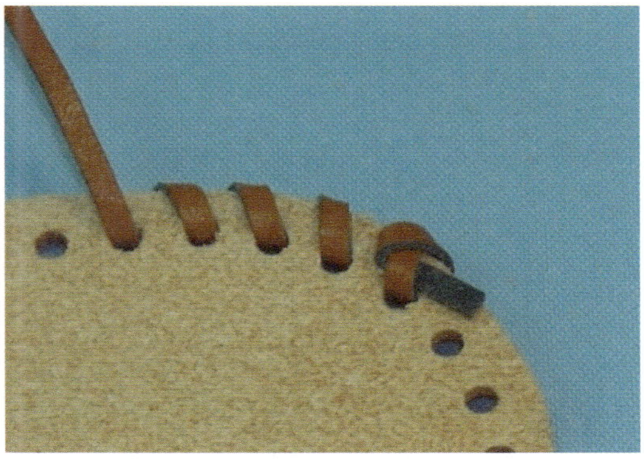

그림 6. 감침질 뒷면.

단일 코도반 바느질

ACLS-5와 LACLS-5의 경우

바느질 시작하기 및 끈 고정. 가죽을 반시계방향으로 돌려 감침질 오른쪽에 단일 코도반 바느질이 될 수 있도록 한다. 짧은 면의 왼쪽 상단 모서리에서 바느질을 시작한다. 시작 구멍의 위치를 확인하기 위해 부록D(ACLS-5)와 부록 E(LACLS-5)를 참고하라. 남은 30인치 끈에 연결된 바늘을 앞에서 뒤로 구멍에 넣는다. 앞면에서 1.5인치의 꼬리를 남긴다. 꼬리 부분을 가죽의 가장자리에서 감싼 다음 뒤쪽의 끈에서 감싼다. 그리고 뒤에서 끈 아래로 꼬리를 통과시켜 꼬리가 다음 바느질에서 거리가 떨어지도록 한다. 바늘땀을 팽팽하게 한다. 필요하다면 고정된 끝에서 남는 끈을 자른다. 그림 8을 참고하라.

단일 코도반 바느질 세 개 완성하기. 우선, 바늘과 끈을 가죽의 앞면에 오도록 한다. 왼쪽에서 오른쪽(시계방향)으로 진행하고, 앞에서 뒤로 다음 구멍에 바늘을 넣는다. 그리고 모서리에 0.5인치 고리를 만든다. 바늘을 앞으로 가져와 앞에서 뒤쪽으로 고리에 넣는다. 가죽의 뒷면에서 바늘이 끈 왼쪽으로 향하도록 유지한다. 그림 9를 참고하라.

마지막으로, 뒤에서 0.5인치 고리가 팽팽해질 때까지 당긴다. 가죽의 뒤쪽에서 멀리 당겨 바늘과 연결된 긴 끈이 팽팽해지도록 한다. 완성된 바늘땀은 바느질되는 구멍의 위에 위치하게 된다. 끈이 꼬이지 않도록 하며 완성된 면만 보이도록 한다. 두 번 반복한다. 그림 7~9를 참고하라.

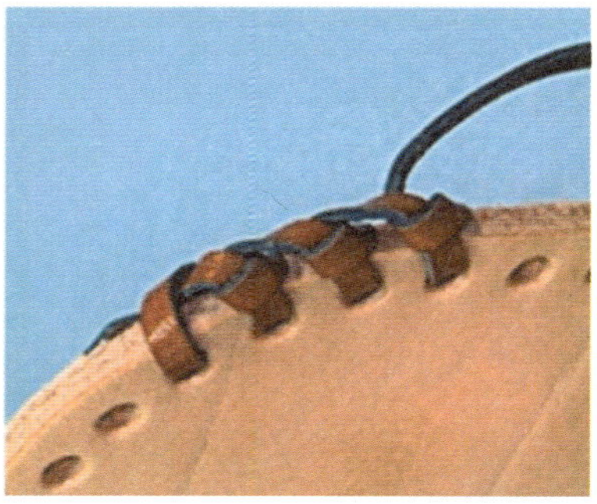

그림 7. 단일 코도반 바느질 앞면.

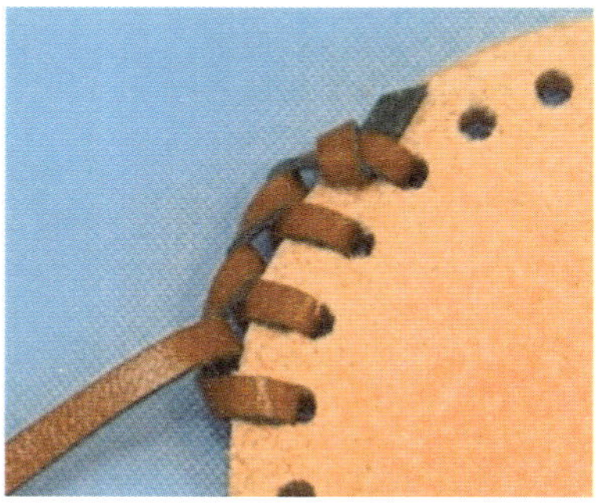

그림 8. 단일 코도반 바느질 뒷면.

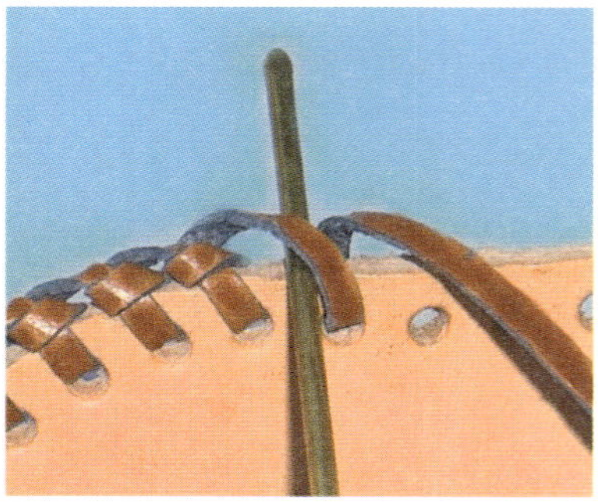

그림 9. 단일 코도반 바늘이 뒷면으로 나오는 끈의 왼쪽에 있음.

제4부

시행 준비

시행자 준비

"시행자"는 ACLS-5와 LACLS-5를 시행하는 전문가를 뜻한다. "사람(대상자)"은 평가를 받는 대상자, 클라이언트, 환자나 학생을 뜻한다. 이런 준비와 실행 지침의 목적은 시행자들이 시행 지침을 충분히 숙지하여 지시 사항을 전달하고 바느질 시범을 보이는 동안 사람들의 얼굴 표정, 눈 움직임 및 기타 동작을 모니터링할 수 있도록 하기 위함이다. 평가의 5번째 판을 시행하기 전에 이런 준비와 연습을 하는 것은 초심자와 숙련된 시행자 모두에게 중요하다. 우리는 초심자가 ACL 평가의 두 가지 유형을 시행하기 전에 교육 과정에 참여하거나 숙련된 시행자와 협력하기를 적극 권장한다.

- 피검사자 앞에서 가죽 바느질 도구를 잡고 시행자가 세 가지 바느질을 확실하게 시범을 보일 수 있도록 한다.
- 시행자의 손과 손가락으로 가죽의 가운데 부분을 잡고 구멍과 바느질이 분명히 보일 수 있게 한다. 필수 사항은 아니지만, 많은 경우 시행자들이 피검사자의 왼쪽에 앉아 오른손으로 시범을 보이는 것이 좋다.
- 홈질 시범을 보이는 동안 가죽을 비스듬하게 잡아서 가죽의 모서리가 피검사자에게 45도 각도로 보이도록 하고 바늘이 구멍을 들어가고 나오는 것이 보이게 한다. 홈질의 경우에만, 구멍을 통과해 끈을 당기는 동안 뒤가 보이도록 가죽을 기울일 수 있다.
- 감침질과 단일 코도반 바느질 시범을 보여주거나 단서를 줄 때 가죽의 뒷면이 노출되지 않도록 한다. 피검사자가 가죽의 앞(보이는 단서)과 뒤(숨겨진 단서)를 모두 인식하는지를 관찰하는 것이 중요하다.
- 미리 정해진 구두 지시사항을 연습한다. 평가의 표준화된 시행에 따르면, 구두 지시사항은 명시된 설명에서 더 자세하거나 이를 벗어나서는 안 된다.
- ACLS-5와 LACLS-5를 처음 시행할 때와 정기적으로 시행하는 경우 모두, 시행 전에 치료사는 시행, 채점, 해석 기술과 관련하여-평가자 간 신뢰도를 확인하기 위해 다른 동료들과 협력하고 이러한 기술들을 지속적으로 발전시킬 기회를 마련해야 한다. 또한 이론과 평가 개발 및 연구 결과 출판도 중요하다.
- 아래의 그림 10과 11에서처럼 감침질에서 끈이 꼬이거나 뒷면에서 ×자로 교차하는 오류들을 시범을 통해 정확하게 해결하도록 연습한다. 감치지에서 끈 꼬임 및 ×자 오류에 대한 설명은 부록 A를 참조한다. 이 단계는 피검사자에게 직접적으로 눈에 띄지 않고 정확하고 효율적인 방법으로 실행해야 하다.

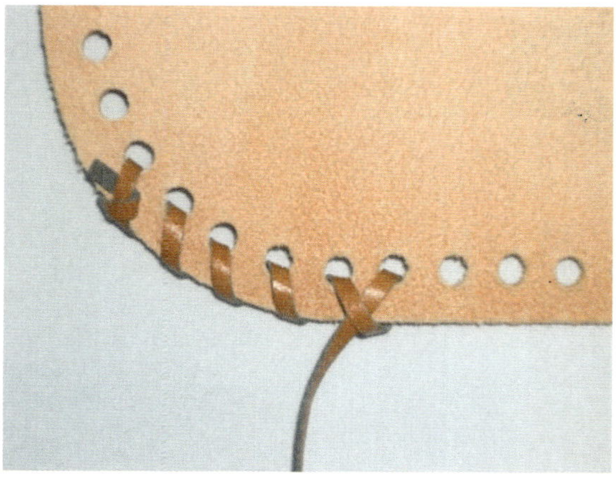

그림 10. 감침질 시 뒷면의 ×자 오류.

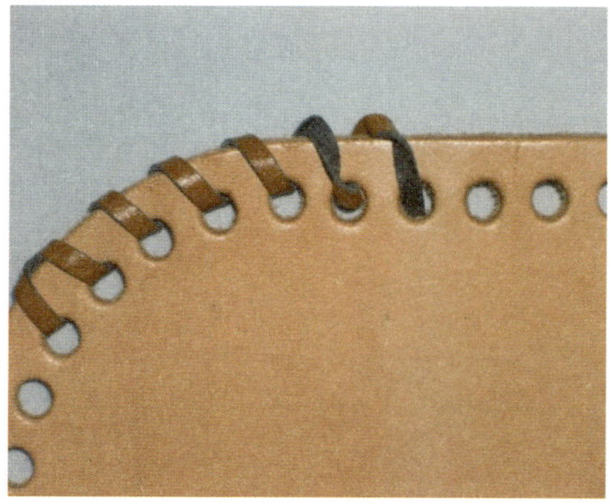

그림 11. 감침질 시 끈이 꼬이는 오류.

- 각 바느질의 시범을 보여줄 때 미리 정해진 구두 지침을 제공하는 것을 연습한다. 시범 동작은 구두 지침과 일치해야 한다.
- 작업을 계속할 수 있도록 격려하는 말들을 연습한다. 또한 확인 요청에 대한 몇 가지 응답들도 연습한다. 시행 지침에 명시된 설명 이외에 추가적인 몸짓이나 언어적 단서를 주지 않는 것이 중요하다. 또한 피검사자들이 바느질을 하는 동안 이들과 이야기하는 대신 조용히 이들의 수행 방식과 반응들을 관찰하고 기록해야 한다.

시행 전 준비

가죽 바느질 도구

- 이전 검사에서 했던 바느질들을 모두 제거하고, 설정 지침에 따라 시작 스티치 및 세 개의 전체 스티치만 남겨 놓는다.
- 모든 바늘들은 안전하게 보관하고 왁스가 칠해진 리넨 끈 또는 가죽 끈이 닳거나 손상된 경우 교체한다. 반복적으로 사용해서 끈이 너덜거리거나 더러워지면 교체해야 한다. 너덜거리는 끈은 감침질 시 꼬임 오류가 있을 때 꼬인 부분을 고정하지 못할 수 있고, 끈이 끈의 앞쪽과 뒤쪽 색깔을 구별하기 어려울 수 있다.
- 모든 끈들은 가죽에서 분리되고 얽히지 않도록 한다. 끈과 끈이 꼬이지 않도록 관리하는 것이 검사의 한 부분이다(참고: 시행자는 검사를 시행하는 동안 끈을 묶거나 치우거나 주머니에 넣어서는 안 된다).

환경과 좌석 배치

- 조명이 적절하고 가능한 한 집중을 방해하지 않는 곳으로 선택한다.
- 가능하다면 의자 두 개를 서로를 향해 약간 각도를 틀어 검사 시행 동안 피검사자의 얼굴 표정과 기타 행동 반응을 모니터링할 수 있도록 준비한다.
- 대상자의 옆에 앉아서, 피검사자의 앞에 가죽 바느질 도구를 올바로 배치하고, 시범을 보여주는 동안 바느

질이 분명하게 보일 수 있게 한다. 꼭 필요한 것은 아니지만, 대다수의 시행자들이 피검사자의 왼쪽에 앉아서 바늘과 끈을 오른손에 잡고 시범을 보이는 것이 피검사자가 오른손잡이던 왼손잡이던 간에 더 효과적이라 여긴다.

인적 요인: 관계 형성, 배경 정보 및 수행 보조

- 검사 시작에 앞서 피검사자에 대해 알아가는 것을 통해 관계를 형성한다. 만약 피검사자와 관계가 형성되면, 검사를 거부할 가능성이 적어진다. 또한 피검사자가 최상의 수행을 할 수 있도록 편안한 환경을 만들어 주기도 한다.
- 만약 미리 알고 있지 않았다면, 피검자가 원하거나 해야 하는 작업과 활동이 무엇인지와 피검사자의 수행과 앞으로의 기능에 영향을 줄 수 있는 배경적인 요소가 무엇인지 알아야 한다.
- 수행에 영향을 미칠 수 있는 언어적 장벽, 시각이나 손 기능 장애, 떨림, 바느질이나 가죽 바느질 경험 등과 같은 개인적 요소들을 확인한다. 임상적 경험에 따르면 오른손잡이나 왼손잡이를 고려한 특별한 변경 사항은 필요한지 않다고 알려졌다.
- 만약 피검자가 기능 수행의 향상을 위해 안경이나 보청기를 사용한다면 평가할 때 이런 도구들을 사용할 수 있도록 한다. 만약 이런 도구들을 이용할 수 없다면 검사를 연기하는 것을 고려한다.

ACLS-5 또는 LACLS-5 선택하기

ACLS-5 또는 LACLS-5 사용 결정은 시행자의 임상적 추론에 달려 있다. 우리는 시행자가 표준적인 사전 검사에서는 ACLS-5 를 사용할 것을 권고한다. 이 지침은 LACLS-5에서 사용되는 보다 큰 구멍과 끈과 같은 부가적인 시각과 촉각 단서가 있는 경우 특히 알렌 수준 및 수행 방식 척도에서 높은 수준을 보이는 대상자의 경우, 높은 점수가 나오도록 영향을 미칠 수 있다는 가능성에 기반한다. 만약 시각이나 손 기능 손상으로 인해 ACLS-5 시행 시 수행에 상당한 영향을 줄 수 있다면 시행자가 LACLS-5로 대체할 수 있다. 그러나 확장된 양식으로 검사를 시작할 경우 점수가 부가적인 지시와 시범에 따라 영향을 받을 수 있다. 시행 이전에 심각한 손 기능이나 시각 문제가 확인된 경우에는 시행자가 LACLS-5만 사용하기로 결정할 수 있다. 앞으로 검사의 두 가지 양식의 관련성을 명확히 하고 특정한 개인에게 어떤 양식을 사용할지 결정하는 데 지침을 제공하기 위한 연구가 필요하다.

제5부

시행

ACLS-5와 LACLS-5를 검사하기 전에 주요한 기본 정보에 대한 섹션 Ⅰ~Ⅲ과 검사자의 준비에 관한 섹션Ⅳ, 뿐만 아니라 각각의 선별평가 시행 전에 필요한 준비사항을 읽고 철저히 익숙해지는 것이 매우 중요하다.

구성

이 시행 지침은 명확성과 일관성의 최적화뿐만 아니라 검사자가 중요한 시범 동작, 규정된 언어적 진술과 지시 그리고 시행 과정을 안내해 주는 임상 추론 원칙에 주의를 기울이도록 구성되어 있다. 검사자에게 도움이 되도록 ACLS-5와 LACLS-5를 구성하는 세 가지 바느질 과제 각각 다른 색으로 구분된다. 홈질(running stitch) 과제 1은 연노랑, 감침질(whipstitch) 과제 2는 연녹색, 코도반(cordovan stitch) 과제 3은 하늘색으로 표시된다. 이러한 색상들은 또한 각 바느질 과제 내에서 중요한 이행 시 강조된다. 각 바느질 과제에 대한 간략한 설명 후에 그 과제에만 해당하는 특별한 지침, 해당 과제의 "완성 기준(Completion Criteria; CC)을 명확하게 하는 상자가 순서대로 표시된다. 검사 중에 기준을 참조할 경우 이 기준은 과제 번호(T1, T2, T3) 뒤에 CC를 적어 부호화된다. 검사자가 시행 중에 피검사자에게 제시하는 규정된 언어적 진술은 파란색의 굵은 글씨체로 강조된다. "가죽 판 건네기" 또는 "바늘 놓기"와 같은 중요한 검사자의 동작 단계는 굵은 글씨체로 표시된다. "끈 풀기" 또는 "확신 구하기" 같은 각 바느질 과제의 피검사자 수행의 행동 관찰사항도 굵게 표시된다. 들여 쓴 글머리 기호와 굵게 표시된 **"만약(if)"**과 **"~경우(then)"**는 시행 과정 중 의미 있는 시행 순서와 판단지점을 구별하는 데 사용된다. 기울임꼴의 *행동기록* 표시는 점수를 부여하기 위해 관찰되는 가장 중요한 행동들을 식별하는 데 사용된다. 평가의 종료 기준은 각 바느질 과제에서 발생 시마다 빨간색으로 강조되어 표시된다.

새 시행 원칙

선별을 시작하기 전에 세 가지 과제에 모두 적용되는 새 시행 원칙을 강조하는 것이 중요하다. 이전 버전에서는 피검사자가 어떤 과제이든 세 땀의 바느질을 올바르게 마치지 못하는 경우 선별이 종료되었다. 이 버전에서는 하나의 과제에서 세 땀의 바느질을 올바르게 마치지 못하는 경우에도 세 가지 작업을 모두 진행할 수 있다. 그러나 피검사자가 시행 과정 중 언제든지 평가를 종료하기를 원할 경우 이러한 요청을 존중해야 함 역시 주목하여야 한다.

홈질: 과제 1

이 과제에서는 ACLS-5의 끝이 무딘 바늘과 LACLS-5의 신발끈 끝을 사용하여 가죽 판의 연속된 구멍에 세 땀의 홈질을 마친다. 아래 "선별 도구 및 홈질 소개" 지침의 공란에 사용되는 선별평가의 형태에 따라 "바늘" 또는 "신발끈 끝"이라는 단어를 적어 넣는다.

과제 1 완성 기준(T1CC):

피검사자가 연속된 구멍에 세 땀의 홈질을 올바르게 마친다.

선별 도구 및 홈질 과제 소개

검사자 자신을 **소개하고,** **"저는 당신이 어떻게 지시를 따르고 집중하는지 보려고 합니다."**라고 말한다. 피검사자에게 정확하게 보이도록 구멍이 있는 **가죽 판 끈 도구를 보여주며** **"구멍이 보이시나요?"**라고 묻는다.

- **만일** 피검사자가 **"아니오"**라고 대답하는 **경우** *행동을 기록하고* 원인을 파악한 다음 문제를 해결하거나 또는 LACLS-5 사용을 고려한다.
- **만일** 피검사자가 **"예"**라고 대답하는 **경우** 행동을 *기록하고* **"이제 바느질 하는 방법을 보여드리겠습니다. 주의 깊게 보세요."**라고 말하며 **첫 번째 시범으로 진행한다.**

첫 번째 시범 보이기

부드럽게 마감된 쪽이 피검사자를 향하도록 약 45도 각도로 피검사자 앞에 **가죽 판을 놓아** 바늘이 가죽 판 구멍의 앞에서 뒤로 통과하는 것을 피검사자가 볼 수 있도록 한다. 홈질이 위쪽 가장자리에 오도록 **가죽 판의 방향을 돌린다.** 검사자의 손이나 손가락이 구멍과 바느질을 방해하지 않도록 **가죽 판을 잡는다. 해당 동작을 시범 보이며** "________________ **(바늘이나 신발끈 끝)을 잡으세요. 이것을 다음 구멍에 밀어 넣으세요. 단단히 당기세요.** ____________ **을 다음 구멍에 밀어 넣으세요. 단단히 당기세요. 구멍을 건너뛰시면 안 됩니다. 이제 시작해보세요.**"라고 말한다. __________이 가죽 판 앞으로 오도록 **놓는다.** 피검사자에게 **가죽 판을 건넨다.** 피검사자에게 바느질을 완성할 시간을 준다.

만일 피검사자가 이 시점이나 이 과제의 어떤 다음 시점에서 T1CC 조건을 충족하면 *행동을 기록하고* 감칠질 **과제 2로 진행한다.**

➢ **만일** 피검사자에게 **격려의 말이 필요**한 것으로 보이는 **경우** *행동을 기록하고* **지속적인 수행을 격려하는 단서를 제공한다.**

- **만일** 피검사자가 바느질을 완성할 **시도를 하지 않을 경우** *행동을 기록하고* **"바느질을 해보세요."**라고 말한다.
- **만일** 피검사자가 세 땀의 바느질을 완성하기 전에 **중단하는 경우** *행동을 기록하고* **"바느질을 더 해보세요."**라고 말한다.
- **만일** 피검사자가 **확신을 구하거나** 지속할 능력이나 정확성에 관해 걱정을 표현하거나 불안해하거나 과제를 포기할 위험이 있을 **경우** *행동을 기록하고* **"할 수 있는 만큼만 해보세요."**라고 말한다. 수행이 맞았는지 틀렸는지 확인할 수 있는 격려의 제공은 피한다.
- **만일** 피검사자가 격려의 말을 들은 후에도 홈질을 한 땀도 마치려고 **시도하지 않을 경우** *행동을 기록하고* **두 번째 시범으로 진행한다.**

➢ **만일** 피검사자가 가죽 판 가장자리 밖에 바느질하거나 구멍을 건너뛰거나 잘못된 방향으로 바느질하거나 잘못된 끈을 사용하거나 같은 구멍으로 들어가고 나오거나 가죽 판의 다른 부분에서 바느질을 완성하는 등의 **실수를 할 경우** *행동을 기록하고* 실수를 알아보고 고칠 수 있는 **시간을 준다.**

- **만일** 피검사자가 T1CC 조건을 충족하는 **경우** *행동을 기록하고* **감침질 과제 2로 진행한다.**
- **만일** T1CC 조건을 충족하지 **않을 경우** 이 바느질에서는 **문제 해결 단서를 제공하지 않는다.** *행동을 기록하고* **두 번째 시범으로 진행한다.**

두 번째 시범 보이기

잘못된 바느질을 **푼** 다음 **"다시 보여 드릴게요."**라고 말한다. 첫 번째 시범에서 설명된 동일한 **지침 및 격려의 말**을 사용하여 두 번째 시범을 **보인다.** 첫 번째 시범과 마찬가지로 **문제 해결 단서는 제공하지 않는다. 피검사자에게** 바느질을 완성할 수 있는 **시간을 준다.**

시간을 주고 격려의 말을 한 후에는 피검사자가 T1CC 조건을 충족했는지 여부에 관계없이 *행동을 기록하고* 피검사자의 노력을 인정하고 그 후 **감침질 과제 2**로 진행한다.

감침질: 과제 2

이 과제에서는 앞 뒷면이 다른 가죽 끈을 사용하여 가죽 판의 연속된 구멍에 세 땀의 감침질을 완성한다. 양면 가죽 끈의 색과 질감은 다양하므로 아래 지침에서 끈을 설명할 때 밝고 어두운 면, 갈색과 검정색 면, 광택이 있고 광택이 없는 면, 부드럽고 거친 면 등의 용어를 활용하여 공란에 사용 중인 끈의 모습에 해당하는 설명을 넣는다. 이 바느질에는 또한 두 가지의 문제 해결을 위한 감침질 실수, 즉 뒤면의 X자 모양 실수와 끈이 꼬인 실수를 찾아내어 바로잡는 과정이 포함되어 있다. 이러한 실수는 피검사자가 세 땀의 감침질을 하는 동안 저절로 발생할 수도 있다. 이러한 실수가 발생하지 않을 경우 검사자가 문제 해결을 위한 실수를 발생시킨 다음 피검사자에게 이를 찾아내어 해결하도록 요청한다.

과제 2 완성 기준(T2CC):

피검사자가 뒷면의 X자 모양 실수와 끈이 꼬인 실수를 찾아내어 해결하는 과정을 포함하여 연속된 구멍에 세 땀의 감침질을 올바르게 완성한다.

끈과 감침질 과제 소개

- 감침질이 위쪽 가장자리에 오도록 방향을 돌려 **가죽 판을 놓는다.** 피검사자에게 양면이 보이도록 **끈을 뒤집은 후** "가죽 끈의 _______ 부분과 _______ 부분이 어떻게 보이시나요? 다른 점을 말씀해 주시겠어요?" 라고 묻는다. **만일** 피검사자가 '**아니오**'라고 대답하는 **경우** *행동을 기록하고* 원인을 파악한 다음 문제를 해결하거나 **또는** LACLS-5의 사용을 고려한다.
- 만일 피검사자가 '**예**'라고 대답하는 **경우** *행동을 기록하고* "바느질할 때는 항상 _______________ 면이 위로 오도록 하고 끈이 꼬이지 않도록 주의하세요. 이제 다른 바느질을 보여 드릴게요. 저를 주의 깊게 보세요."라고 말하면서 **첫 번째 시범으로 진행한다.**

첫 번째 시범 보이기

피검사자가 앞면만 볼 수 있도록 피검사자 앞에 **가죽 판을 놓는다.** 검사자의 손이나 손가락이 구멍을 막거나 바느질을 방해하지 않도록 **가죽 판을 잡는다. 그 다음 해당 동작을 시범보이며** "끈을 잡아서 가죽 판 가장자리를 지나 앞면으로 가져오세요. 바늘을 구멍에 밀어 넣고 당기세요. 끈이 꼬이지 않았는지 확인하세요.

구멍을 건너뛰시면 안 됩니다. 바느질을 세 땀 해보세요."라고 말한다. 끈이 가죽 판 뒷면에 오도록 **바늘을 놓는다.** 피검사자에게 가죽 판을 건넨다. **피검사자에게** 바느질을 완성할 수 있는 **시간을 준다.**

만일 피검사자가 이 시점이나 과제의 어떤 다음 시점에서 T2CC 조건을 충족하면 *행동을 기록하고* **코도반 바느질 과제 3으로 진행한다.**

➤ **만일** 피검사자에게 **격려의 말이 필요한 것으로 보이는 경우** *행동을 기록하고* **지속적인 수행을 격려하는 단서를 제공한다.**

- **만일** 피검사자가 감침질을 완성하려는 시도를 하지 않을 경우 *행동을 기록하고* "바느질을 해보세요." 라고 말한다.
- **만일** 피검사자가 연속된 구멍에 세 땀의 감침질을 완성하기 전에 **중단하는 경우** *행동을 기록하고* "바느질을 세 땀 해보세요."라고 말한다.
- **만일** 피검사자가 **확신을 구하거나** 지속할 능력이나 정확성에 관해 걱정을 표현하거나 불안해하거나 과제를 포기할 위험이 있을 **경우** *행동을 기록하고* "할 수 있는 만큼만 해보세요."라고 말한다. 수행이 맞았는지 틀렸는지 확인할 수 있는 격려의 제공을 피한다.
- **만일** 피검사자가 격려의 말을 들은 후에도 감침질을 한 땀도 완성하려는 **시도하지 않을 경우** *행동을 기록하고* **두 번째 시범으로 진행한다.**

➤ **만일 피검사자가** 구멍을 건너뛰거나 홈질하거나 뒷면에 X자 모양을 만들거나 끈이 꼬이거나 세 땀 이상의 바느질을 하는 **실수를 하는 경우** *행동을 기록하고* **피검사자에게** 실수를 찾아 고칠 수 있는 **시간을 준다.**

- **만일** 피검사자가 실수를 찾거나 바로 잡지 않을 경우 *행동을 기록하고* "당신의 바느질이 제가 한 것과 같아 보이나요?"라고 묻는다.
  - **만일** 피검사자가 "**아니오**"라고 대답하는 **경우** *행동을 기록하고* "한 번 고쳐보세요."라고 말한다. 피검사자에게 실수를 바로잡을 수 있는 **시간을 준다.**
    - **만일 피검사자가** T2CC **조건을 충족하는 경우** *행동을 기록하고* **코도반 바느질 과제 3으로 진행한다.**
    - **만일 피검사자가** 실수 없이 세 땀의 감침질을 마쳤지만 뒷면의 X자 모양 실수 또는 끈이 꼬인 실수 중 하나 또는 둘 모두를 찾아내어 고치려는 행동을 보이지 않는 **경우 문제 해결하는 감침질 실수로 진행한다.**
  - **만일 피검사자가** 실수를 찾아내고 바로잡고자 시도하나 효과가 없는 **경우** *행동을 기록하고* **두 번째 시범으로 진행한다.**
  - **만일 피검사자가** "**예**(바느질이 동일해 보임)"라고 대답하는 **경우** *행동을 기록하고* "실수한 부분이 있는데 한 번 찾아서 고쳐 보세요."라고 말한다. **피검사자에게** 실수를 찾아 고칠 수 있는 **시간을 준다.**

- **만일** 피검사자가 **T2CC 조건을 충족하면** *행동을 기록하고* **코도반 바느질 과제 3으로 진행한다.**
- **만일** 피검사자가 실수 없이 세 땀의 감침질을 마쳤지만 뒷면의 X자 모양 실수 또는 끈이 꼬인 실수 중 하나 또는 둘 모두를 찾고 바로잡으려는 행동을 보이지 않은 **경우 문제 해결하는 감침질 실수로 진행한다.**
- **만일** 피검사자가 실수를 찾아내고 바로잡고자 시도하나 효과가 없는 **경우** *행동을 기록하고* **두 번째 시범으로 진행한다.**

두 번째 시범 보이기

잘못된 바느질을 푼 다음 "다시 보여 드릴게요."라고 말한다. 첫 번째 시범에서 설명된 **지침, 격려의 말 및 실수에 대한 답변**을 사용하여 두 번째 시범을 보인다.

➢ **만일** 피검사자가 T2CC 조건을 충족하면 *행동을 기록하고* **코도반 바느질 과제 3으로 진행한다.**

➢ **만일** 피검사자가 **문제를 찾아내어 이를 해결하고** 연속된 구멍에 세 땀 이상의 감침질을 올바르게 마쳤지만 뒷면의 X자 모양 실수 또는 끈이 꼬인 실수 중 하나 또는 둘 모두를 찾아내어 **고치려는 행동을 보이지 않을 경우** *행동을 기록하고* **문제 해결을 위한 감침질 실수로 진행한다.**

➢ **만일** 피검사자가 잘못된 곳을 찾아내 이를 고치려 하나 아무 효과도 없는 **경우** *행동을 기록하고* **문제 해결을 위한 감침질 실수로 진행한다.**

문제 해결을 위한 감침질 실수 넣기

연속된 구멍에 세 땀의 감침질을 올바르게 마치는 동안 피검사자는 문제 해결하는 감침질 실수, 즉 뒷면의 X자 모양 실수 또는 끈이 꼬인 실수를 찾아내어 바로잡으려는 행동을 할 수도 있고 하지 않을 수도 있다. 피검사자가 이미 뒷면의 X자 모양 실수를 찾아내어 이를 바로잡으려는 행동을 하지 않은 경우, 먼저 이 실수를 도입하여 제공한 다음 끈이 꼬인 실수를 제공한다.

뒷면의 X자 모양 실수 넣기

가죽 판을 피검사자가 직접 볼 수 없는 곳에 놓고 "제가 일부러 실수를 해서 당신이 고칠 수 있는지 볼 거예요." 라고 말한다. 감침질에서 X자 모양의 실수를 만들기 위해 바늘을 가죽 판 가장자리로 넘겨 앞면으로 가져온 후 다음 구멍에서 앞에서 뒤로 밀어 넣는다. 가죽 판 위쪽 가장자리에 작은 고리를 남겨 둔다. 그런 다음 가죽 판 뒷면에서 바늘을 고리의 오른쪽에서 왼쪽으로 밀어 넣고 끈을 당겨 뒷면에 X자 모양을 만든다. 끈이 가죽 판 뒷면을 향하도록 하여 **바늘을 놓는다.** 피검사자에게 **가죽 판을 건네면서** "제가 실수한 부분을 찾아보세요. 한번 고쳐 보세요."라고 말한다. **피검사자에게** 뒷면의 X자 모양 실수를 찾아 고칠 수 있는 **시간을 준다.**

- ➢ **만일** 피검사자 **확신을 구하거나** 지속할 능력이나 정확성에 관해 걱정을 표현하거나 불안해 하거나 과제를 포기할 위험이 있을 **경우** *행동을 기록하고* "할 수 있는 만큼만 해보세요."**라고 말하고 수행을 격려하는 단서를 제공한다.**
- ➢ 피검사자가 뒷면의 X자 모양 실수를 알아내어 고치거나 고치지 않아도 **문제 해결하는 단서를 추가로 제공하지 않는다.** *행동을 기록하고* **피검사자에게** 실수를 찾아 고칠 수 있는 **시간을 준다.**
- ➢ **만일** 피검사자가 끈이 꼬인 실수를 **찾아내어 고치려는 행동을 하지 않은 경우 끈이 꼬인 실수로 진행한다.**
- ➢ **만일** 피검사자가 끈이 꼬인 실수를 **찾아내어 고치려는 행동을 한 경우 코도반 바느질 작업 3으로 진행한다.**

끈이 꼬인 실수 넣기

피검사자가 직접 볼 수 없는 곳에 **가죽 판을 놓고** "제가 일부러(다른) 실수를 해서 당신이 고칠 수 있는지 볼 거예요."라고 말한다. **두** 땀의 감침질에서 끈이 꼬이는 실수를 만든다(비고: **한** 땀의 감침질에서만 끈이 꼬인 실수를 찾아내어 고치면 점수로 매겨진다. 그러나 피검사자가 끈을 완전히 구멍 밖으로 꺼내서 끈이 꼬인 실수를 고친 경우, 바느질을 풀지 않고 끈이 꼬인 실수를 고치도록 피검사자에게 두 번째 땀이 놓이게 된다). 뒷면의 구멍 바로 뒤에서 끈을 한 번 꼰 다음 끈을 가죽 판 가장자리로 넘겨 앞면으로 가져온다. 그 후 바늘을 다음 구멍의 앞에서 뒤로 밀어 넣은 다음 꼬인 감침질을 잡아당긴다. 두 땀의 감침질에서 끈이 꼬인 실수가 모두 확실히 보여야 한다. 끈이 가죽 판 뒷면에 위치하도록 **바늘을 놓는다.** 피검사자에게 가죽 **판을 건네고** "제가 실수한 부분을 찾아보세요. 한번 고쳐보세요."라고 말한다. **그런 다음 피검사자에게** 적어도 하나의 실수를 찾아 고칠 수 있는 **시간을 준다.**

- ➢ **만일** 피검사자가 실수를 고치기 위해 구멍에서 **끈을 빼내는 경우** *행동을 기록하고,* "끈을 구멍 밖으로 빼내지 않고 실수를 고쳐 보세요."라고 말한다.
- ➢ **만일** 피검사자가 **확신을 구하거나** 지속할 능력이나 정확성에 관해 걱정을 표현하거나 불안해하거나 작업을 포기할 위험이 있을 **경우** *행동을 기록하고* "할 수 있는 만큼만 해보세요."**라고 말하고 수행을 격려하는 단서를 제공한다.**
- ➢ 피검사자가 구멍에서 끈을 빼내지 않고 끈이 꼬인 실수를 알아내어 고치거나 또는 못 고치더라도 적어도 **하나의** 실수를 알아내어 고칠 수 있는 시간을 피검사자에게 준 다음 *행동을 기록하고* 피검사자의 노력을 인정한 다음 **코도반 바느질 작업 3으로 진행한다.**

코도반 바느질: 과제 3

이 과제에서는 세 땀의 코도반 바느질을 완성하는 것이다. 이전 두 과제와 달리 피검사자는 코도반 바느질 방법을 알아내기 위해 자기 주도적으로 문제 해결에 참여하고 하나의 언어적 단서나 시범이 제공되기 전에 코도반 바느질을 완성하여야 한다. 일부 피검사자들의 경우 독립적으로 문제를 해결하며 다른 피검사자들보다 더 지연되고 더 많은 시간이 소요될 수 있다. 다른 피검사자들의 경우 이렇게 독립적으로 문제를 해결하는 과정에서 심한 좌절감을 느낄 수 있다. 이 평가는 시간제한이 없으므로 피검사자가 문제 해결 과정 중에 알아내고 처리하는 것을 주의 깊게 관찰하여 하나의 언어적 단서나 시범을 제공할 시기를 결정해야 한다. 하나의 언어적 단서는 요청 시 또는 필요한 것으로 보일 때 제공된다. 시범은 두 번만 제공될 수 있다. 만일 피검사자가 격려가 있음에도 불구하고 이 과정을 시작하거나 견뎌내려 하지 않는 경우 첫 번째 시범으로 바로 진행한다.

과제 3 완성 기준(T3CC):

피검사자가 연속된 구멍에서 세 땀의 코도반 바느질을 정확하게 완성한다.

코도반 바느질 과제 소개

코도반 바느질이 위쪽 가장자리에 오도록 방향을 돌려 **가죽 판을 놓는다.** 피검사자에게 **가죽 판을 건넨다.** 코도반 바느질을 가리키면서 **"제가 바느질하는 방법을 보여드리기 전에 바느질을 세 땀 해보세요. 방법을 모르시겠으면 제가 보여 드릴게요."**라고 말한다. **피검사자에게** 바느질을 완성할 수 있는 **시간을 준다.**

만일 피검사자가 이 시점이나 과제의 어떤 다음 시점에서 T3CC 조건을 충족하면, *행동을 기록하고* **평가를 종료한다.**

- **만일** 피검사자에게 **격려의 말이 필요한 것으로 보이는 경우** *행동을 기록하고* **지속적인 수행을 격려하는 단서를 제공한다.**
  - **만일** 피검사자가 바느질을 완성하고 **알아내려 노력하지 않아 보이는 경우** *행동을 기록하고* **"시도해보고 할 수 있는 만큼 해보세요."**라고 말한다.
  - **만일** 피검사자가 잇따라 난 구멍에 세 땀의 코도반 바느질을 완성하기 전에 **중단하는 경우** *행동을 기록*

하고 "바느질을 세 땀 해보세요."라고 말한다.

- **만일** 피검사자가 **확신을 구하거나** 지속할 능력이나 정확성에 관해 걱정을 표현하거나 너무 불안하고 좌절하거나 과제를 포기할 위험이 있을 **경우** *행동을 기록하고* "잘하고 계세요.", "이 바느질이 어렵죠?", "어려운 과제네요.", "대부분의 사람들은 다양한 방법들로 시도해요." **또는** "계속 해보세요."와 같은 말로 격려한다. 수행이 맞았는지 틀렸는지 확인할 수 있는 격려의 제공을 피한다.
- 만일 피검사자가 "제 바느질이 정확한가요?"라고 구체적으로 묻는다면 "스스로 정확한지 판단해 보세요." 또는 "제 도움 없이 당신이 할 수 있는 것을 알아봐야 합니다."와 같이 대답하여 수행의 기대치를 명확히 한다.

➢ 이 시점에는 **어떠한 문제 해결 단서**나 해결방안이 제공되지 않는다. **피검사자에게** 계속해서 독립적으로 바느질을 완성할 수 있는 **시간을 준다.**

➢ **만일** 피검사자가 **격려의 말을** 들은 후에도, 잘못된 방법으로 구멍 또는 고리를 통과하거나 끈의 잘못된 면으로 바늘 방향을 돌리거나 잘못된 순서로 당기거나 두 땀의 감침질을 완성하는 것 같은 **실수를 고치지 않을 경우,** 또는 **만일** 피검사자가 너무 불안해하고 좌절을 느끼거나 과제를 포기할 위험이 있을 **경우** *행동을 기록하고* "좀 도와드릴까요?" 또는 "힌트를 드릴까요?"라고 말한다.

- **만일** 피검사자가 **"아니오"**라고 대답하고 문제 해결을 계속 시도하는 **경우** *행동을 기록하고* **피검사자에게** 독립적으로 바느질을 완성할 수 있는 **시간을 더 준다.**
    - ◦ **만일** 피검사자가 T3CC의 조건을 충족하는 경우 *행동을 기록하고* 평가를 종료한다.
    - ◦ **만일** 피검사자의 문제 해결을 위한 행동이 비효과적으로 지속되며 힌트를 요청하지 않을 **경우** *행동을 기록하고* **첫 번째 시범을 제공한다.**
- **만일** 피검사자가 **"예"**라고 대답하는 **경우** *행동을 기록하고* **하나의 언어적 단서로 진행한다.**

하나의 언어적 단서 제공

"첫 번째 부분은 맞았어요", "어떻게 구멍을 통과시키는지 보세요." 또는 "다른 방법으로 고리를 통과할 수 있을까요?", "다른 방법으로 끈을 당길 수 있을까요?"와 같은 하나의 언어적 단서를 제공하여 피검사자의 관심을 문제영역으로 돌린다. 가죽 판을 가리키고, 만지거나 몸짓과 같은 비언어적 단서의 사용 또는 해결방안의 제시는 피한다. **피검사자에게** 실수를 찾아내어 고칠 수 있는 **시간을 준다.**

만일 피검사자가 이 시점이나 과제의 어떤 다음 시점에서 T3CC의 조건을 충족하는 **경우,** *행동을 기록하고* 평가를 종료한다.

➤ **만일** 피검사자의 문제 해결을 위한 시도가 지속적으로 비효과적인 **경우** "제가 어떻게 하는지 보여 드릴까요?"라고 묻는다.

- **만일** 피검사자가 **"아니오"**라고 대답하며 문제 해결을 위한 시도를 계속하는 **경우** *행동을 기록하고* **피검사자에게** 문제 해결을 위한 **시간을 더 준다.**
    - **만일** 피검사자의 문제 해결을 위한 행동이 계속 비효과적인 **경우** *행동을 기록하고* **첫 번째 시범을** 제공한다.
- **만일** 피검사자가 **"예"**라고 대답하는 **경우** *행동을 기록하고* **첫 번째 시범으로 진행한다.**

첫 번째 시범 보이기

피검사자가 앞면만 볼 수 있도록 피검사자 앞에 **가죽 판을 놓는다.** 검사자의 손이나 손가락이 구멍과 바느질을 방해하지 않도록 **가죽 판을 잡는다.** 그 후 **해당 동작을 시범 보이며** "저를 주의 깊게 보세요. 바늘을 가죽 판 앞면으로 가져와서 다음 구멍의 앞에서 뒤로 바늘을 밀어 넣으세요. 끈을 세게 당기지 말고 고리를 남겨 두세요. 끈을 가죽 판 앞면으로 가져오세요. 이번엔 만들어 둔 고리로 바늘을 통과시키세요. 고리를 통과시킬 때 바늘의 방향은 고리의 좌측에서 우측으로 향하게 하세요. 고리를 통과시켜 끈을 당기세요. 뒷면에서 끈을 당겨 바느질을 조이고 긴 끈의 끝을 당기세요. 끈이 꼬이지 않았는지 확인하세요. 바느질을 세 땀 해보세요."**라고 말한다.** 끈이 가죽 판 뒷면을 향하도록 **바늘을 놓는다. 가죽 판을** 피검사자에게 **건넨다. 피검사자에게** 세 땀의 바느질을 완성할 **시간을 준다.**

> **만일** 피검사자가 이 시점이나 과제의 어떤 다음 시점에서든 T3CC 조건을 충족하는 **경우** *행동을 기록하고* **평가를 종료한다.**

➤ **만일** 피검사자에게 **격려의 말이** 필요한 것으로 보이면 **계속 수행하는 데 도움이 되는 단서를 제공한다.**

- **만일** 피검사자가 연속된 구멍에 세 땀의 코도반 바느질을 완성하기 전에 **중단하는 경우** "바느질을 세 땀 해보세요."라고 말한다.
- **만일** 피검사자가 **확신을 구하거나** 지속할 능력 또는 정확성에 대한 걱정을 표현하거나 불안해하거나 과제를 포기할 위험이 있을 **경우** "할 수 있는 만큼만 해 보세요."라고 말한다.

➤ **만일** 피검사자가 격려의 말을 들은 후에도 코도반 바느질을 완성하려고 **노력하지 않을 경우** *행동을 기록하고* 평가를 종료한다. **만일** 피검사자가 **실수하여도** 첫 번째 시범을 보인 후 **문제 해결 단서는** 제공하지 **않는다.**

➤ **만일** 피검사자의 문제 해결 시도가 지속적으로 비효과적일 **경우** "제가 어떻게 하는지 다시 보여 드릴까요?"라고 묻는다.

- **만일** 피검사자가 **"아니오"**라고 대답하는 **경우** *행동을 기록하고* 평가를 종료한다.
- **만일** 피검사자가 **"예"**라고 대답하는 **경우** *행동을 기록하고* **두 번째 시범으로 진행한다.**

두 번째 시범 보이기

잘못된 바느질을 **풀고** "다시 보여 드릴게요."라고 말한다. 첫 번째 시범과 같은 **설명과 격려** 후에 **두 번째 시범을 보인다.** 첫 번째 시범과 마찬가지로 **문제 해결 단서는 제공하지 않는다. 피검사자에게** 최소한 세 땀의 바느질을 마칠 수 있는 **시간을 준다.**

두 번의 시범 후에 다음 사항이 관찰될 때 선별 평가가 종료된다.

- 피검사자가 연속된 구멍에 세 땀의 코도반 바느질을 올바르게 완성하는 경우 **또는**
- 피검사자가 연속된 구멍에 세 땀의 코도반 바느질을 올바르게 완성하지 **않고** 검사자가 피검사자의 문제 해결 행동을 지속적으로 비효과적이라고 평가하는 경우 **또는**
- 피검사자가 선별 평가의 종료를 요청하는 경우

평가 종료

ACLS-5와 LACLS-5의 시행종료 시점을 결정하는 데는 임상적 판단이 요구된다. 과제 실수를 만들지 않거나 자신의 실수를 수정할 수 있는 사람은 평가를 계속 진행하도록 격려를 받아야 한다. 뿐만 아니라 실수를 한 사람 역시 평가를 계속 진행하도록 격려를 받는다. 이는 이전 버전과 다른 점이다. 세 땀의 홈질이나 감침질을 올바르게 완성하지 못하여도 평가 종료의 기준이 되지 않는다.

검사자는 피검사자가 다음 중 어느 하나의 행동을 보이는 시점에서 평가를 종료한다.

- 세 가지 바느질 과제를 모두 완성하는 경우 **또는**
- 두 번째 시범 후 코도반 바느질 실수를 고치지 못하고 검사자의 평가에서 피검사자의 문제 해결 행동이 지속적으로 비효과적인 경우 **또는**
- 코도반 바느질에 대한 첫 번째 또는 두 번째 시범을 거부하는 경우 **또는**
- 언제든지 평가 종료를 요청하거나 평가의 지속을 거부하는 경우 **또는**
- 중대한 언어적 또는 비언어적 불안과 좌절감을 표현하고 검사자의 평가에서 피검사자의 문제 해결 행동이 격려, 시범, 규정된 언어적 단서의 제공에도 불구하고 지속적으로 비효과적인 경우

평가가 끝난 후에도 피검사자가 계속하려는 흥미를 보이는 경우 검사자는 이를 허용할 수 있다. 그러나 검사자는 두 번의 바느질 시범이나 이전에 결정된 종료 시점 이후에 추가로 관찰된 사항은 점수 부여에 사용할 수 없다.

평가가 종료되면 피검사자에게 그들의 노고와 참여에 대한 감사를 표시하는 것이 좋다. 이 시점에서 선별의 목적을 검토해볼 수 있다. 또한 검사자는 피검사자와 함께하는 이 기회를 "선별점수" 그리고 목표 설정과 중재의 가능성을 검증하는 추가 평가의 관점에서 사용할 수 있다.

제6부
점수 배정

점수 체계의 개요

ACLS-5와 LACLS-5의 점수는 검사대상자가 성공적으로 모든 바느질을 완료하거나, 검사자가 이전에 정립된 기준에 따라서 검사를 종료하는 시점을 포함하여 그 때까지 대상자의 행동과 수행의 패턴에 대하여 검사자가 관찰한 것에 근거한다. 이러한 동작과 기능의 패턴은 채점표의 평가 기준과 비교된다. 검사자는 평가 기준에 가장 많이 일치하는 행동을 관찰한 것을 바탕으로 가장 높은 점수가 준다.

단일 코도반 바느질을 위해서는 바느질하는 방법에 대해서 2번의 시범을 받은 사람만 4.2와 4.4점을 받을 수 있다는 것을 명확히 하는 것이 중요하다. 만약 대상자가 첫 번째 혹은 두 번째 시범 중 하나라도 거부하는 경우, 검사자는 검사를 종료하고 감침질의 관찰을 바탕으로 점수를 준다.

참고: 두 번째 인쇄물(2009년 4월)에서 *오류를 찾아서 수정하라는 지시를 받았을 때, 눈에 보이는 꼬인 끈 또는 십자 오류를 찾지 못한다*는 항목이 감침질 오류의 문제 해결과 연관된 행동을 관찰하는 부분에서 생략되었는데 이를 정정하기 위해서 표 2.1 감침질과 제점수의 3.4과 3.6점의 점수평가 기준열에 삽입되어 있다.

점수 표의 사용

각 과제에 대한 점수 표가 있다. 각 점수 표에는 4개의 열이 있다. 첫 번째열은 점수를 보여준다. 이 점수는 알렌단계의 척도 및 수행 방법과 부합한다. 두 번째 열은, 점수 기준으로, 표의 해당 줄의 점수에 부합하는 관찰된 행동을 나열한다. 3번째 열은 점수를 주는 것에 영향을 미치지는 않지만 점수 기준 행동과 함께 수시로 관찰된 추가적인 관찰을 나열한다. 4번째 열은 관찰된 행동과 이론적으로 관련된 수행 능력과 점수를 나열한다.

점수 표 키 포인트

- • = 점수를 받기 위해서는 해당 행동이 한 번 관찰되어야 한다. **혹은** 이라는 단어로 분리되어 두 행동이 나열될 수는 있다. 하지만 점수를 받기 위해서는 한 행동만 필요하다. 행동은 점수에 부합하는 수행 방법과 연관되어 있을 것으로 추정한다.
- ◦ = 점수를 받기 위해서 하나의 관찰된 행동이 필요한 것이 아니라, 수시로 관찰되어야 하고 점수에 부합하는 수행 방법이나 앞으로 나타날 능력과 관련이 있을 것으로 추정되어야 한다.

표 1. 홈질 과제 점수

점수	점수 기준 (점수를 받기 위한 관찰)	지속적인 관찰 (점수에 영향을 미치지 않는 관찰)	가정된 능력
3.0 미만	• 가죽이나 바늘, 운동화 끈을 잡으려고 손을 뻗거나 적극적으로 잡지 않는다.	◦ 가죽이 대상자의 손에 놓여 있을 때, 손가락이 가죽을 에워싸고 있을 수 있다.	• 잡기는 물체와 관련되지 않는다.
3.0	• (ACLS-5의 경우) 가죽/바늘을, (LACLS-5의 경우) 가죽/운동화 끈 끝을 향해 적극적으로 손을 뻗거나 잡고, 혹은 적극적으로 가죽을 밀어내고 (ACLS-5의 경우) 바늘을 (LACLS-5의 경우) 운동화 끈 끝을 잡지 않는다.	◦ 가죽, 바늘/운동화 끈 끝을 잡고 바늘/운동화 끈 끝을 아무렇게나 움직일 수 있다. 혹은 가죽과 바늘/운동화 끈 끝을 잡고 바늘/운동화 끈 끝을 구멍을 향해 조준할 수 있다.	• 본인 이외의 물건과 잡기를 연관시킨다.
3.2	• 가죽에 있는 아무구멍 중 하나에 바늘/운동화 끈 끝을 완전히 통과 시킨다.	◦ 연속되지 않은 2개 이상의 구멍에 바늘/운동화 끈 끝을 통과시킬 수 있다.	• 물체를 특정손 동작과 연결시킬 수 있다. • 특정한 동작을 실행하기 위해서 눈과 손이 협응하게 할 수 있다.
3.4	• 3개의 끈 중 아무 것을 이용해서라도 3땀 이상의 홈질을 연속된 구멍에 완성한다. 이 바느질은 가죽 아무 부분에나 있을 수 있다.		• 흥미로 즉각적인 손동작을 반복한다. • 동작의 방향을 반대로 한다. • 줄이나 열을 감지한다. • (왼쪽에서 오른쪽) 한 방향으로 움직인다.

표 2.1. 감침질 과제 점수

점수	점수 기준 (점수를 받기 위한 관찰)	지속적인 관찰 (점수에 영향을 미치지 않는 관찰)	가정된 능력
3.4	• 가죽판 앞에서 뒤로 진행하는 올바른 감침질을 1번만 완성하거나, **혹은** 가죽판 모서리를 뒤에서 앞으로 넘어 오는 바느질을 1땀 이상 완성한다. • 실수를 찾아서 고치라고 지시 받았을 때, 눈에 띄는 꼬인 끈과/이나 십자 오류를 찾지 못한다.	◦ 홈질을 하는 것으로 되돌아 갈 수도 있다. ◦ 가죽판 앞쪽에 있는 홈질 오류가 보기 바느질과 똑같지 않다는 것을 알아차릴 수 있다.	• 2단계의 동작 연속을 거의 정확하게 할 수 있는 잠깐의 능력 • 2개의 부조화의 신호를 잠깐 연관시킨다. • 오류를 알아차리는 감각의 시작
3.6	• 가죽판의 앞에서 뒤로 진행하는 연이은 구멍에 2번 이상의 감침질을 완성한다. • 모든 구멍이 채워지거나 끈을 다 쓰기 전에 멈춘다. • 가죽판의 앞면을 보고 홈질오류가 보기 바느질과 같지 않다는 것을 알아차린다. • 실수를 찾아서 고치라고 지시 받았을 때 눈에 띄는 꼬인 끈과/이나 십자 오류를 찾지 못한다.		• 두 번의 연속 동작에 대한 원인과 결과에 대해서 대략적으로 연관지을 수 있다. • 다른 사람이 이끌어 주거나 지시하고 있다는 사실을 알아차린다.
3.8	• 모든 구멍이 채워지거나 끈을 다 쓰기 전에 가죽판의 앞에서 뒤로 진행하며 연속된 구멍을 여러 번의 감침질로 완성하거나, **혹은** 연속된 구멍에 3땀 이상의 감침질을 완성하고 모든 구멍이 다 채워지거나 끈을 다 쓰기 전에 멈추고 "끝났는지"에 대해서 불확실한 태도를 보인다. • 실수를 찾아서 고치라고 지시 받았을 때 눈에 띄는 꼬인 끈과/이나 십자 오류를 찾지 못한다.	◦ 가죽판 앞면에 있는 홈질 오류를 수정하려고 짧은 시도를 할 수 있다. ◦ 실수를 찾고 고쳐달라는 지시를 받았을 때 가죽판 뒤의 홈질오류를 찾지 않는다.	• 두 번의 연속 동작에 대한 원인과 결과를 인정한다. • 완성의 느낌을 갖기 시작한다. • 완성의 느낌은 물질에 의해서 신호를 받는다.

표 2.2. 감침질 과제 점수

점수	점수 기준 (점수를 받기 위한 관찰)	지속적인 관찰 (점수에 영향을 미치지 않는 관찰)	가정된 능력
4.0	• 연속된 구멍에 3땀 이상의 감침질을 완성하고, "다했다."는 것을 의미하는 모든 구멍이 다 채워지거나 끈을 다 쓰기 전에 멈춘다. • 실수를 찾아서 고치라고 지시 받았을 때 눈에 띄는 꼬인 끈이나 십자 오류 중 적어도 하나를 찾는다. • 눈에 띄는 꼬인 끈이나 십자 오류를 고치려고 시도하지 않는다.	◦ 실수를 찾아서 고치라고 지시 받았을 때 가죽판 뒤에서 홈질 오류를 찾고 고친다.	• 완성된 바느질을 보기나 성취해야 할 목표로 인식한다. • 본인의 바느질을 보기 바느질과 비교한다. • 눈에 띄는 오류를 인식한다.
4.2	• 연속된 구멍에 3땀 이상의 감침질을 완성한다. • 실수를 찾아서 고치라고 지시 받았을 때 모든 눈에 보이는 꼬인 끈을 찾는다. • 눈에 보이는 꼬인 끈 오류를 고치기 위해서 모든 바느질을 푼다. • 바느질을 풀지 않은 채로 꼬인 끈 오류를 고치는 데 실패한다.	◦ 감침질 3땀을 완성하고 멈추거나 **혹은** 감침질을 3땀 이상 하지만 물어 봤을 때 3땀만 완성되었다고 말한다. ◦ 자발적으로 십자 오류를 인식하고 고칠 수 있다.	• 동작을 특정 특성(꼬임 혹은 십자)과 연관시킨다. • 밝혀진 문제를 해결하기 위해서 방금 이루어진 단순 동작을 푸르거나 반대로 한다.
4.4	• 연속된 구멍에 감침질 3땀 이상을 완성한다. • 자발적으로 모든 십자 오류를 인식하고 고친다. • 자발적으로 모든 눈에 보이는 꼬임을 인식하고 고친다. • 자발적으로 혹은 지시했을 때 바느질을 풀지 않으면서 하나 이상의 꼬인 끈 오류를 수정한다.	◦ 감침질 3땀을 완성한 후 멈추거나 **혹은** 작업을 하는 중에, 또는 3땀을 완성한 후에 3땀이 필요하다는 것을 확인할 수 있다.	• 물체의 위와 아래를 인식한다. • 문제를 해결하기 위해서 물체를 뒤집거나 돌린다. • 규정된 지시나 사건의 순서를 인식한다.

표 3.1. 코도반 바느질 과제 점수

점수	점수 기준 (점수를 받기 위한 관찰)	지속적인 관찰 (점수에 영향을 미치지 않는 관찰)	가정된 능력
4.2	• 2번 시범 후, 연속된 구멍에 코도반 바느질 3땀을 완성하지 않는다. • 감침질을 반복하거나 **혹은** 감침질 한 땀과(같은 구멍을 두 번 지나가거나 홈질을 하는 것과 같은) 오류를 연속으로 한다. • 오류를 인식하지 못하거나 **혹은** 오류를 인식하되, 수정하려고 시도하지 않거나 **혹은** 오류를 인식하고 마지막으로 수행한 동작만을 반대로 하는 것만 하면서 수정하려고 시도한다.	◦ 두 번째 시범을 거절할 가능성이 많다.	• 여러 동작의 연속 중 한 두 동작을 따라한다. • 문제를 해결하기 위해서 방금 이루어진 동작을 풀거나 반대로 한다.
4.4	• 2번 시범 후, 연속된 구멍에 코도반 바느질 3땀을 완성하지 않는다. • 감침질을 하고 1단계를 하는 것처럼 곧바로 바늘을 뒤에서 고리 사이로 밀어 넣는다. 끈으로 매어진 부분은 고리처럼 둘러싸고 있는 것이 아니라 밑에 있거나 **혹은** 바늘을 구멍의 뒤에서 앞으로 밀어 넣고 고리의 앞에서 뒤로 밀어 넣는다. • 틀린 바느질을 알아차리지 못하거나 **혹은** 오류를 알아 차렸을 때 바느질 전체를 모두 풀고 실패한 방법을 반복하면서 고치려고 시도한다.	◦ 두 번째 시범을 거절할 수도 있다.	• 두 동작이 넘는 연속 동작을 묶는다(첫 번째, 구멍으로 끈을 통과; 두 번째, 끈을 고리사이로 통과). • 물체의 위와 아래를 인식한다. • 문제를 해결하기 위해서 물체를 뒤집거나 돌린다. • 규정된 지시나 사건의 순서를 인식한다.
4.6	• 2번 시범 후, 연속된 구멍에 코도반 바느질 3땀을 완성하지 않는다. • 구멍과 고리의 앞에서 뒤로 바늘을 넣은 다음, 바늘을 고리로 두 번 통과시키거나 다음 구멍에 넣는다. 바느질이 단단히 당겨지지 않았거나 **혹은** 고리가 구멍의 뒤쪽에 존재하는 것처럼 바늘이 고리의 오른쪽으로 구멍과 고리를 앞에서 뒤로 통과하게 한다. 바느질은 단단히 당겨지지 않았다. • 오류를 인식하지 못하거나 **혹은** 바느질을 풀고 바늘이 구멍과/이나 고리를 통과하는 방향을 바꾸면서 알아차린 오류를 고치려고 시도하지 않는다.	◦ 두 번째 시범을 보여주는 제안을 받아들인다. ◦ 두 번째 시범 후에도 수행은 증진되지 않는다.	• 여러 동작의 연속 중 4동작까지 따라한다. • 3차원에 대한 인식의 시작을 보인다. • 자기 자신에 관련하여 공간에서의 물체의 위치를 인식한다.

표 3.2. 코도반 바느질 과제 점수

점수	점수 기준 (점수를 받기 위한 관찰)	지속적인 관찰 (점수에 영향을 미치지 않는 관찰)	가정된 능력
4.8	• 2번 시도 후, 연속된 구멍에 코도반 바느질 3땀을 완성하지 않는다. • 바늘을 구멍과 고리의 앞에서 뒤로 밀어 넣은 뒤 바느질을 단단히 하기 위해서 끈을 당긴다. 시범으로 보여준 순서대로 바느질을 단단히 하지 않는다. • 바늘을 고리사이로 넣는 동안 바늘의 방향을 일관되게 고리의 오른쪽이나 왼쪽으로 하지 않는다. • 오류를 인식하지 못하거나 **혹은** 잘못된 바느질을 자세히 관찰한 후, 바느질이 제대로 되었는지 아닌지에 대해서 반신반의한다. • 끈을 세게 당기거나 당겨진 끈의 방향을 다르게 하면서 오류를 고치려고 시도한다.	◦ 누 번쌔 시빔 후에도 수행은 증진되지 않는다.	• 여러 동작의 연속 중 4 동작까지 그리고 마지막 동작을 따라한다. • 문제를 해결하기 위해서 운동 동작의 압력과 각도를 다르게 한다.
5.0	• 2번 시도 후, 연속된 구멍에 코도반 바느질 3땀을 완성하지 않는다. • 바늘을 구멍과 고리사이로 앞에서 뒤로 밀어 넣는다. 고리의 앞에서 뒤로 다양한 방법으로 끈을 당겨서 단단히 당긴다. 시범과 다른 순서로 바느질을 단단히 한다. • 자발적으로 오류를 인식한다. • 끈이 꼬인 것을 풀고, 엉킨 것을 풀고, 단단히 당기는 방법을 다르게 하면서 자각한 오류를 하나씩 수정하려고 시도한다. • 성공적인 해결책을 발견하지만 그 다음의 바느질을 완성하기 위해서 이해 결책들을 반복하지 않는다.	◦ 두 번째 시범 후에도 수행은 증진되지 않는다.	• 문제를 해결하기 위해서 동작의 다양한 변형(시행착오)을 시작한다. • 물체를 조작하는 데 유연하고 부드러운 동작을 실행한다.

표 3.3. 코도반 바느질 과제 점수

점수	점수 기준 (점수를 받기 위한 관찰)	지속적인 관찰 (점수에 영향을 미치지 않는 관찰)	가정된 능력
5.2	• 2번 시도 후, 연속된 구멍에 코도반 바느질 3땀을 완성한다. • 바늘을 구멍과 고리의 앞에서 뒤로 밀어 넣고 시범을 보여준 순서대로 끈을 당겨서 바느질을 단단히 한다. • 오류를 수정하기 위한 성공적인 해결책을 발견한다; 이어지는 바느질을 완성하기 위해서 해결책을 반복한다.	◦ 두 번째 시범 후 수행이 증진된다.	• 복잡한 시각적 신호(완성된 바느질)를 이해한다. • 시범으로 보인 이차적 효과(당기는 순서)를 알아차린다. • 수분 뒤, 시범으로 보인 6~7동작의 순서를 기억한다. • 수분 뒤, 발견된 해결책을 기억한다.
5.4	• 한 번의 시범 후에 연속하는 구멍에 코도반 바느질 3땀을 완성한다. • 바늘을 구멍과 고리의 앞에서 뒤로 밀어 넣는다; 시범을 보여준 순서대로 끈을 당겨서 바느질을 단단히 한다. • 시범바느질과 비슷한 강도로 끈을 단단히 당긴다.	◦ 정확한 코도반 바느질 3땀을 완성할 때까지 동작을 다르게 하여 계속한다.	• 지시는 여러 부분을 내포한 한 단위로 이해된다. • 본인의 눈에 보이는 동작의 이차적 효과를 알아차린다. • 오류가 포함된 부분을 알아내기 위해서 본인의 방법을 기억해 내고 시범으로 보인 지시와 비교한다. • 효율적으로 소동작을 조정한다.
5.6	• 한 번의 지향적인 언어 신호 후에 연속하는 구멍에 코도반 바느질 3땀을 완성한다. • 한 번의 지향적인 언어 신호로만 문제를 해결한다. • 모든 오류를 독립적으로 수정한다.		• 물체에 대한 새로운 문제를 해결하기 위해서 언어적 신호를 해석하고 사용한다.
5.8	• 지향적인 언어 신호나 시범 없이 연속하는 구멍에 코도반 바느질 3땀을 완성한다. • 모든 오류를 독립적으로 수정한다.		• 물체에 대한 새로운 문제를 해결하기 위해서 추론을 사용한다.

제7부

점수 해석, 보고 및 사용

"점수 판별"의 목적

ACL 판별 평가에서 얻은 점수의 해석, 보고 및 사용은 "판별 점수"라고 불리며, 기능적 인지 능력의 판별을 통해 가장 도출해야 하는 결과의 맥락에서 실행해야 한다. 판별 방법으로서 ACLS-5와 LACLS-5는 당뇨병이나 우울증, 치매 판별 검사와 같은 의료 분야에서 사용되는 다른 판별 방법과 동등한 가치를 가진다. ACL 판별 검사는 인지장애 모델의 다른 판별 검사와 마찬가지로 기능적 인지와 관련하여 인식되지 않거나 의심되는 문제 혹은 이러한 문제들의 범위나 심각도를 감지하기 위해서 사용되는 신속하고 저렴한 초기 평가이다.

클라우디아 알렌은 그녀의 수업에서 종종 ACL 판별 검사에서 점수의 목적이나 가치를 설명하기 위해 대규모 경기장에서 야구 경기를 관람하는 것과 비유했는데 다음과 같다. 여러분이 야구 경기에 가기로 결정했다고 가정하자. "점수"는 당신이 올바른 도시에, 올바른 구장에서 와 있음을 확인해 준다. 점수는 구장에 들어갈 수 있게 해줄 뿐만 아니라, 당신의 좌석이 위치한 구역을 알려준다. 그러나 점수는 알려준 좌석 구역에서 어느 특정 좌석에 앉아야 할지는 지정해 주지 않는다. 일단 올바른 착석 구역에 들어가면 경기장 전체를 방황할 필요 없이 복도, 줄, 특정 좌석의 위치를 찾고 접근하는 데 더욱 효율적이고, 지식적으로 적절한 신호를 따라서 진행할 수 있다.

마찬가지로, ACLS-5와 LACLS-5의 점수는 사람의 기능적 인지 능력을 '짐작' 또는 '예측'하는 역할을 한다. 판별 평가를 한 후, 치료사는 평가 과정에서 관찰된 사람의 행동 패턴을 6부의 점수 표에 있는 평가 기준에 맞춘다. 이렇게 맞추는 과정을 통해서 얻은 점수로 알렌 척도에 따른 사람의 인지 수준과 수행 방식의 추정치를 얻을 수 있다. 이 초기 추정치를 통해 치료사는 사람의 기능적 인지 능력, 이 능력이 수행에 미치는 영향, 최적의 수행이 가능하도록 활동 요구와 환경을 수정하거나 조정할 수 있는 방법을 보다 효율적이고 지식적으로 검증하고 확인할 수 있는 후속 평가를 선택하고 사용할 수 있다. 후속 평가는 판별과정에서 관찰한 행동패턴에 관련해서 개인이 할 수 있는 것, 무엇에 흥미가 있는지, 그의 환경에서 가능한 것이 무엇인지에 대해서 더 잘 이해하는 것뿐만 아니라, 판별 과정에서 관찰된 행동 패턴에 대한 추가적인 통찰력을 제공하기 위해서 평가되는 사람이나 가족, 간병인과 추가적으로 교류하는 것을 포함한다. 후속 평가를 선택할 때 가능한 한 대상자에게 의미 있는 활동 수행을 선택하는 것이 중요하다. 이를 통해 최고의 수행을 하기 위한 동기를 부여할 수 있다. 작업 수행의 관찰 또는 RTI-E나 ADM 평가 활동과 같은 다른 표준화된 평가는 "점수 판별"을 확인하는 데 유용한 정보를 제공할 수 있다. 수행의 방식에 기반한 작업 분석을 이용하는 RTI-E는 수행의 인지 수준을 알아내기 위해서 대상자의 ADL과 IADL 작업 수행에 대한 치료사의 숙련된 관찰, 또는 대상자나 보호자의 관찰 보고에 기반한다. ADM 평가 활동은 특히 대상자가 새로운 정보를 배우고 사용하는 능력과 안전과 관련된 상황 변화에 대한 반응을 알아내는 데 도움이 된다. 전반적인 인지 능력 외의 상태나 상황도 기능적 수행에 영향을 미칠 수 있기 때문에 다른 종류의 평가도 관련될 수 있다. 예를 들어, 주된 장애가 특정 방식으로 기능적인 인지에 영향을 주고 있는 것으로 보일 때, LOTCA 같이 보다 요소에 기반한 인지 평가를 통해 사람의 인지 능력과 한계에 대한 더 자세히 이해할 수 있다(Itzkovich등, 2000).

"판별 점수" 보고

"판별 점수" 보고 시 ACL 판별 평가의 목적, 사용한 평가의 유형, "판별 점수" 검증 및 확인 계획을 포함시키는 것이 중요하다. 이 후반 단계는 점수가 피검사자의 기능적 인지 능력을 얼마나 반영하는지 정도와 관련된 시행자의 확신에 대한 진술로 종종 표현된다. 시행자는 알아내지 못하거나 확인되지 않은 "판별 점수"에 대해서 확신할 수 없고 이것을 명확히 해야 한다. 수행의 수준과 방식을 보고하여 얻을 수 있는 가치는 대상자가 할 수 있는 것과 기능적 수행 및 안전에 대한 영향과 관련해 점수가 무엇을 의미하는지에 대해서 해석해주는 설명이 없다면 제한적이다. 그러나 해석된 정보가 오직 "판별 점수"에 따라서 보고되었다면 정보의 잠정적인 성격을 명확하게 기재해야 한다. 따라서 "판별 점수"는 일반적으로 추가적인 평가의 결과 범위 내에서 보고되고 있다.

개입을 위한 점수 해석 및 사용

ACLS-5 또는 LACLS-5의 "판별 점수"가 추가적인 숙련된 관찰과 평가 방법에 의해서 검증 또는 확인된 후, 점수는 인지장애 모델의 이론적 틀 안에서 해석할 수 있다. 점수 해석은 다양한 평가에서 얻은 점수를 알렌 수행 수준 및 방식 척도와 비교하는 것도 포함한다. 각 수행 방식과 관련된 전반적인 인지 능력을 바탕으로 이 척도는 관련 안전수칙과 더불어 일반적으로 다양한 ADLS, IADL 실생활 작업 수행 시 관찰되는 행동의 예상 패턴을 설명한다. 이 정보는 사람들이 현재 할 수 있을 것으로 기대되는 작업의 매개변수를 제공한다. 가치, 흥미, 이전 직업과 같은 개인적 요인 및 가능한 재원, 교통수단, 사회적 지지와 같은 환경적 요인과 더불어서 전반적인 해석 공식은 대상자의 현재 기능적 능력에 기반하여 만들어졌다. 그 다음에 이러한 해석 공식은 사람들이 일상에서의 의미 있는 작업에서 "최대한 기능하도록" 최적화시키기 위한 목표 설정과 개입을 위해서 이용될 것이다.

이 해석 과정은 임상적 추론과 전문적인 판단뿐만이 아니라, 평가 정보의 다양한 요소를 개입을 위한 현실적인 계획과 연결시키기 위해서 대상자, 가족, 간병인과의 공감에 바탕한 협력을 필요로 한다. 이 해석 과정과 다양한 환경에서 다양한 유형의 집단을 대상으로 이 평가 및 해석 정보를 어떻게 사용할지에 대한 상세한 정보는 다음을 참조하십시오.

- *신체 및 인지장애인을 위한 작업 치료의 목표(Occupational Therapy Treatment Goals for the Physically and Cognitively Disabled,* Allen Earhart & Blue, 1992),
- *인지 수행 방식에 대한 이해(Understanding Cognitive Performance Modes*, Allen, Blue & Earhart, 1995)
- *알렌 인지 수준: 클라이언트 중심 서비스 과제 해결(Allen's Cognitive Levels: Meeting the Challenge of Client Focused Services*, Pollard & Olin, 2005)
- 이 매뉴얼의 1부와 2부 및 부록 B, C, F.

부록 C는 어떻게 ACLS-5 또는 LACLS -5에서 얻은 점수가 개입, 퇴원 계획, 관리 계획, 가족 및 간병인 교육을 위한 해석 정보와 함께 보고될 수 있는지를 보여주는 4개의 샘플 양식을 포함한다. 첫 번째 양식은 정신과 임상에서의 초기 서술식 기록의 예를 보여준다. 두 번째는 안전 권고를 포함한 퇴원 요약 양식의 예이다. 세 번째 예에서는 대상자의 수행 방식과 관련된 기능적인 영향이나 안전 권고를 일반적인 서술 형식으로 보여준다. 이 일반 형식은 대상자의 특정 능력, 요구, 상황에 맞게 조정하도록 구성할 수 있다. 네 번째 형식은 판별 검사 점수를 보고할 때, 대조 및 나레이션식 설명을 효과적으로 활용하는 방법의 예를 제공한다.

제8부

발표된 연구의 검토

이 검토는 ACLS와 LACLS 점수의 신뢰성과와 해석의 타당성과 관련하여 발표된 연구 근거에 초점을 맞추고 있다. 이 검토는 관련 연구의 총체적 세부 사항을 다루는 대신 근거의 기반을 반영하는 대표적인 연구에 대해 소개하고 향후 연구의 방향을 설정하는 것이 목적이다.

ACLS-5와 LACLS-5의 근거

서문에서 밝히고 있는 바와 같이 많은 전문가와 관계자들이 ACLS-5와 LACLS-5의 매뉴얼의 내용을 검토하고 이에 기여하였다. 이 광범위한 협력 과정을 통해 현재 버전의 타당성에 대한 근거의 중요한 기반을 마련하였다. 하지만 아직까지 ACLS-5와 LACLS-5의 심리적 측면에 대한 연구는 전무한 상태이다. 대부분의 개정판 및 수정본에서는 이전 버전에 대한 연구, 역사, 심리 측 측면 연구 에 대한 추가적 정보를 제공하고 검사 준비, 시행, 채점에 대해 다루었고 이는 이 버전 내용의 타당성에 대한 몇몇 초기 근거를 제시하고 있다. 검사 점수의 신뢰성과 해석의 타당성을 수립하기 위해서는 ACLS-5와 LACLS-5의 심리적 측면에 대한 연구가 필요하다.

이전 버전의 근거

ACLS 및 LACLS의 다양한 버전과 유형에 대한 장기간의 심리 측정 연구가 있지만 ACLS-90(세 번째 버전)이 검토에서는 실질적인 신뢰성과 타당한 근거가 뒷받침되는 최신 버전인 ACLS-90(세 번째 버전)을 사용한 연구에 초점을 맞추었다. 이전 버전의 ACLS와 LACLS를 사용한 추가적인 연구뿐만 상기 연구에 대한 자세한 설명 및 검토는 Allen과 Blue의 저서(1998), Allen, Earhart와 Blue의 저서(1992), 참고 문헌, 부록 B에 있는 인지장애 모델과 관련하여 발표된 참고 문헌에 대한 소개를 참조할 수 있다.

신뢰성 근거

여러 연구에서 ACLS와 LACLS 점수의 신뢰성에 대한 근거를 제시하고 있다. 평가자 간 점수의 일관성을 조사한 연구에서는 ACLS의 경우 평가자간 신뢰성 상관관계가 높은 수준임을 발견하였다(Henry등, 1998; Keller & Hayes, 1998; Lee 등 2003; McCraith & Henry, 2003; Penny, Mueser & North, 1995; Raweh & Katz,

1999; Velligan, Bow-Thomas, Mahurin, Miller, Dassori & Erdely, 1998). LACLS 연구에서는 평가자 간 신뢰성에 대한 높은 수준의 상관관계가 있음을 보고하였다(Velligan, True, Lefton, Moore & Flores, 1995). 연구자들은 또한 검사-재검사 신뢰성을 뒷받침하는 높은 수준의 상관관계를 보고하였다(McAnanama, Rogosin-Rose, Scott, Joffe & Kelner, 1999; Roitman & Katz, 1996).

Kehrberg 등(1992)은 시력이나 손기능이 손상된 사람들을 위해 원래의 ACL을 큰 형태로 변형한 LACL 테스트를 고안했다. Kehrberg와 그 동료들은 두 가지 형태의 평가 사이의 관계에 대한 연구 결과를 제시한 유일한 팀이다. 이러는 연구 결과는 ACL 확장 및 LACL 점수 사이의 관계에 대한 몇 가지 근거를 제시하고 있지만 이러한 관계의 특성을 확인하고 어느 유형을 사용해야 하는지에 대해 결정을 내리는 데 지침을 제공하기 위한 추가적인 연구가 필요하다.

타당성 근거

다양한 버전의 ACLS와 LACLS의 여러 버전을 사용한 많은 연구 결과는 인지장애 모델에 따른 인지 수준과 작업수행 간의 관계를 뒷받침한다. 연구자들은 ACLS 점수와 기초적, 수단적 일상생활 활동을 평가한 점수(Burns, McCarten, Adler, Bauer & Kuskowski, 2005; David & Riley, 1990; Keller & Hayes, 1998; McAnanama, et al., 1999; Velligan, et al., 1998; Velligan, et al., 1995; Wilson, Allen, McCormack & Burton, 1989; Ziv, Roitman & Katz, 1999), 생활 환경(Henry, et al., 1999; McAnanama, et al., 1999), 사회적 능력(Penny, et al., 1995) 사이에 정적인 상관관계가 있음을 밝혀왔다. 또한 ACLS 점수는 재활 전문가들이 만든 작업 권고 사항과도 일치하였다(Katz & Perelman, 1993).

ACLS 및 LACLS에 대한 기존의 연구들은 ACLS 점수와 기호 숫자 모달리티 테스트(Symbol-Digit Modalities Test, David & Riley, 1990)로 평가한 집중력, 위스콘신 카드 분류 테스트, 웩슬러 성인 지능 검사, 논리적 기억력 하위 검사 Ⅰ 및 Ⅱ(Wisconsin Card Sorting Test and the Wechsler Adult Intelligence Scale, Logical Memory Subtests Ⅰ and Ⅱ, McCraith & Henry, 2003; Secrest, Wood & Tapp, 2000)로 평가한 작업 기억력, 후퍼 시각 조직화 검사, 숫자 역으로 외우기 및 기타 평가(Hooper Visual Organization Test, Digit Span Backward and other assessments, Velligan, et al., 1998)로 평가한 상위 인지 기능 점수 등과의 유의미한 상관관계가 있다는 근거를 포함한다. 또한 ACLS 점수는 특정한 향후 시점의 지역사회 기능 수준과 예측 가능한 상관관계가 있다는 근거가 있다. 한 연구에서는 정신병원 입원 환자의 퇴원 당시의 ACLS 점수와 퇴원 후 1~3년 6개월이 지난 시점의 지역사회 기능 수준 사이에는 유의미한 관계가 있다고 밝혔다(Velligan, et al., 1998). 영구적인 정신질환을 가진 사람들을 대상으로 한 종단 연구를 보면, ACLS-90의 기본 인지 수준, ACLS-90의 평균 점수, ADM 오목한 타일 상자 작업, 지역 사회 기능 수준의 추적 관찰 1(1~6개월), 추적 관찰 2(6~12개월)와 중간 수준의 상관관계가 있음을 보여주었다(McCraith & Henry, 2003).

연구자들은 또한 ACLS 및 LACLS의 점수는 인구 집단에 따라서 유의미한 차이가 있음을 밝혔다. 한 연구에서는 정신 건강 관리를 받는 청소년과 지역사회에 거주하는 청소년의 ACLS 평균 점수는 유의미한 차이가 있음을 보여주었다(Lee, et al., 2003). 또한 많은 연구에서 우울증 진단을 받은 노인과 대조군 사이에 LACLS 평균 점수는 유의미한 차이가 난다고 밝혔다(Ziv, et al., 1999). 또 다른 연구에서는 ACLS 점수와 정신질환 수준 사이에는 유의미한 상관관계가 없다고 하였다(David & Riley, 1990).

미국, 캐나다, 이스라엘의 연구자들은 인종과 문화적 차이는 점수에 유의한 영향을 미치지 못한다고 하였다(McAnanama, et al., 1999; Penny, et al., 1995; Roitman & Katz, 1996; Velligan, 1995). 성별에 따른 점수의 차이를 알아본 연구에서는 성별에 따라 점수의 유의한 차이가 없다고 보고하였다(Henry, et al., 1991; McAnanama et al., 1999; Penny et al., 1995; Roitman & Katz, 1996; Velligan et al., 1995). 또한 교육 수준과 점수의 관계를 알아본 연구에 따르면, 약한 상관관계가 나타난 결과도 있었고 유의한 관계가 없다는 결과도 있었다(Roitman & Katz, 1996; Velligan et al., 1995).

ACLS와 LACL 평가 점수 활용이 치료사의 효과적인 개입에 도움이 된다는 점을 입증함으로써 ACLS와 LACSL의 타당성에 대한 근거를 제시하는 여러 연구 결과가 있었다. 연구자들은 각 대상자의 인지 수준에 맞춘 개별적인 개입 계획이 입원 치료를 받고 있는 치매 노인의 공격적인 행동 감소와 기능 향상에 도움이 된다는 점을 보여주었다(Holm, Michel, Stern, Hung, Klein, Flahery, Michel & Maletta, 1999). 노인 전문 정신 병동에서 치료를 받고 있는 노인에 대한 범학문적 개입을 위한 전체적 평가 개발의 기초로 ACLS를 포함한 연구도 있었다(Ngoh, Lewis & Connolly, 2005). 이 연구에 참여한 대상자들은 퇴원 시 점수의 큰 향상을 보였다. 아직 발표되지 않은 두 개 치상의 추가 연구들이 있는 데 한 연구에서는 인지장애 모델에 기반한 단기적 개입 프로그램이 지역사회에 거주하는 노인과 그 간병인들에게 미치는 효과를 알아보고 있었다(Herge, Vause-Earland & Gitlin, 2006).

또한 최근의 한 연구를 보면, 정신질환을 가진 노숙자들을 위한 개별 치료 목표 달성을 증대하기 위해 ACLS를 활용한 상담 기법을 적용한 경우도 있었다(Chapleau & Seroczinski, 2006).

관련 평가의 근거

ACLS와 LACLS를 비롯한 인지장애 모델에 기초한 모든 평가 도구들이 인지 수준에 따라 설명되는 동일한 구성을 평가하도록 개발되었다는 것을 강조하는 것이 중요하다. 따라서 이러한 각 도구에 기반한 연구에서는 ACLS 및 LACLS 점수 해석의 타당성과 현재와 미래의 수행 능력을 예측하기 위한 이러한 해석의 유용성에 대한 연구 근거를 제시하고 있다. 이와 관련된 연구들을 살펴보면 이러한 근거의 예는 인지 수행 검사(Cognitive Performance Test, CPT), Bar-Yosef, Weinblatt & Katz, 1999; Burns, et al., 1994; Levy & Burns, 2005), 알렌 진단 모듈(Allen Diagnostic Module, McCraith & Henry, 2003; Raweh & Katz, 1999; Roitman &

Katz, 1996), 일상 작업 목록(Routine Task Inventory, (Katz, Tadmore, Felzen & Harman-Maeir, 2007; Secrest 등, 2000; Zimnavoda, Weinblatt & Katz, 2002)과 관련된 근거를 포함하고 있다.

발표되지 않은 연구

수년 동안, 많은 유용한 학술 논문 및 임상 연구 프로젝트가 진행되었지만 출판되지 않은 것도 있어 이 연구들을 근거로 삼기가 어려운 경우가 있다. 학생, 임상 치료사 또는 학자들을 비롯한 모든 연구자는 본인의 연구를 동료들이 검토하는 학술지에 게시하여 의료 전문가들과 작업치료사들이 연구 결과를 확인할 수 있도록 해야 한다.

향후 연구 방향

이 검토에서 다루고 있는 연구들은 인지장애 모델뿐만 아니라 ACLS와 LACSL의 사용에 대한 몇몇 유용한 근거들에 제공하고 있다. 향후 연구에서는 ACLS-5, LACLS-5와 관련된 연구들을 계속 추진하고 양적, 질적으로 확대할 필요가 있다. 평가 절차에서 얻은 점수의 활용을 뒷받침하는 정밀한 연구 근거 성립은 계속해서 진행되어야 한다. 연구자, 학자, 임상의, 학생은 인지장애 모델에 기반한 평가 도구, 이론적 모델, 개입의 효과에 대한 이해 증진에 기여해야 할 것이다. 향후의 연구와 관련해 중요한 논의 주제는 다음과 같다.

- ACLS-5와 LACLS-5의 평가자간 신뢰성과 평가-재평가 신뢰성이란 무엇인가? 이는 이전 버전의 해당 신뢰도와 차이가 나는가?
- ACLS-5와 LACLS-5의 점수와 인지장애 모델에 기초한 다른 평가의 점수와의 상관관계는 무엇인가?
- ACLS-5와 LACLS-5의 점수와 신경심리학적 기능 평가와의 상관관계는 무엇인가? 이를 통해 Levy와 Burn의 2005년 연구에서 제시한 정보 처리 과정 모델을 뒷받침할 수 있는가?
- ACLS-5 또는 LACLS-5를 사용하거나 2가지를 다 사용해서 평가하는 경우 점수가 달라지는가?
- 피검사자는 ACLS-5 또는 LACLS-5 평가 점수와 관련된 수행 방식을 나타내는 행동을 얼마나 일관성 있게 보여주는가? ALCS-5와 LACLS-5 평가 점수는 수행 방식 활용을 충분히 뒷받침할 수 있는가?
- ACLS-5 또는 LACLS-5 평가를 완료한 사람들은 평가 과정에 대해 어떻게 느꼈는가?
- ALCS-5와 LACLS-5 사용이 치료사, 클라이언트, 간병인 사이의 협력 관계에 도움 또는 방해가 되지 않는가?
- 치료사가 클라이언트, 간병인과 협력하여 효과적인 개입 계획을 세우기 위한 평가 과정의 일환으로 어떻게 ACLS-5와 LACLS-5 평가 점수를 활용해야 하는가?
- 인지장애 모델 맥락 안에서 ACLS-5와 LACLS-5 평가 점수가 치료사의 임상적 추론 과정에 어떻게 영향을 주는가?
- ACLS-5와 LACLS-5 평가 점수의 활용이 지역 사회 기능 수준과 기타 작업 수행의 측면을 예측하는 데 도움 또는 방해가 되는가?

• ACLS-5와 LACLS-5 평가 점수의 활용이 인지장애 모델에 기반한 효과적인 치료적 개입에 도움이 되는가?

결론적으로, 연구자들은 종단 연구, 많은 수의 대상자로 무작위 통제 연구, 다양한 인구 집단 대상 연구 등의 다양한 연구 계획 및 방법을 통해 연구를 진행하여 여러 연구 논의들을 해결해야 한다. 또한 활용되는 ALCS와 LACLS의 각 버전을 명확히 기술하고 연구 결과를 발표하는 것도 중요하다. 기능적 인지 평가와 최적의 개입을 위해 정밀하고 명확한 계획의 연구가 필요하다. 마지막으로, 평가 및 이를 뒷받침하는 이론적 모델의 개발과 발전을 위해서는 검사 시행자, 연구자, 치료사, 이론가들의 논의가 필요하다. 그리고 ACLS와 LACLS의 연구에 대한 이 매뉴얼이 이러한 논의의 초석이 되었으면 한다.

제9부

참고 문헌

Allen, C. K. (1987). Activity: Occupational therapy's treatment method. 1987 Eleanor Clarke Slagle lecture. *American Journal of Occupational Therapy,* 41 (9), 563-575.

Allen, C. K. (1985). *Occupational therapy for psychiatric diseases: Measurement and management of cognitive disabilities.* Boston: Little, Brown, and Company.

Allen, C. K. (1989 unpublished). *Routine Task Inventory - Expanded.* Retrieved October 14, 2007, from http://www.allen-cognitive-network.org/routine_task_inventory.htm.

Allen, C, K. (1990). *Activities: Cross-cultural similarities and differences.* Paper presented at the 10th International Congress of the World Federation of Occupational Therapy, Melbourne, Australia.

Allen, C. K., & Blue, T. (1998). Cognitive disabilities model: How to make clinical judgments. In N. Katz (Ed.), *Cognition and occupation in rehabilitation: Cognitive models for intervention in occupational therapy*(pp. 225-280). Bethesda, MD: American Occupational Therapy Association.

Allen, C. K., Blue, T., & Earhart, C. A. (1995). *Understanding cognitive performance modes.* Ormond Beach, FL: Allen Conferences, Inc.

Allen, C. K., Earhart, C. A., & Blue, T. (1992). *Occupational therapy treatment goals for the physically and cognitively disabled.* Bethesda, MD: American Occupational Therapy Association.

Allen, C. K., Kehrberg, K. L., & Burns, T.,(1992) Evaluation Instruments. In C. K. Allen, Earhart, C. A. & Blue, T., *Occupational therapy treatment goals for the physically and cognitively disabled* (pp.31-84). Bethesda, MD: American Occupational Therapy Association.

Allen, C. K., & Mendel, W. M.(1982). Chronic illnesses and staff burn out: Revised expectations for change in the supportive-care model. *International Journal of Partial Hospitalization,* 1, 191-201.

Allen Conferences, Inc. (March 17, 2000). *Allen Cognitive Level Screen 2000.* Retrieved October 14, 2007, from http://www.allen-cognitive-levels.com/acls.htm.

American Occupational Therapy Association. (2002). Occupational therapy practice framework: domain and process. *American Journal of Occupational Therapy,* 56, 609-639.

American Educational Research Association, the American Psychological Association, & National Council on Measurement in Education (1999). *Standards for educational and psychological testing.* Washington DC: American Educational Research Association.

Averbuch, S., & Katz, N. (1988). Assessment of perceptual cognitive performance comparison of psychiatric and brain injured adult patients. *Occupational Therapy in Mental Health,* 8, 57-71.

Bar-Yosef, C., Weinblatt, N., & Katz, N. (1999). Reliability and validity of the Cognitive Performance Test

(CPT) in an elderly population in Israel. *Physical and Occupational Therapy in Geriatrics*, 17 (1), 65–79.

Blue, T. (1995). *Sensory Stimulation Kits I and II*. Colchester, CT: S & S Worldwide.

Burns, T. (2006). *Cognitive Performance Test*. Pequannock, NJ: Maddak, Inc.

Burns, T., McCarten, J. R., Adler, G., Bauer, M., & Kuskowski, M. A. (2004). Effects of repetitive work on maintaining function in Alzheimer's disease patients. *American Journal of Alzheimer's Disease and Other Dementias*, 19 (1), 39–44.

Burns, T., Mortimer, J. A., & Merchak, P. (1994). Cognitive Performance Test: A new approach to functional assessment in Alzheimer's disease. *Journal of Geriatric Psychiatry and Neurology*, 7 (1), 46–54.

Chapleau, A. & Seroczinski, A., 2006. Using the Allen cognitive model in a community consultation program. *Proceedings of the Symposium in Cognition*. Indianapolis, IN: Allen Cognitive Advisors, Ltd. Contact membership@ allen-cognitive-network.org for a copy of this presentation.

David, S. K., & Riley, W. T. (1990). The relationship of the Allen Cognitive Level Test to cognitive abilities and psychopathology. *American Journal of Occupational Therapy*, 44 (6), 493–497.

David, S. K. (1992). The relationship of the ACL to organic changes in the brain. *Medical College of Georgia*. Masters Thesis, 1992.

Earhart, C. A. (2006). *Allen Diagnostic Module: Manual* (2nd ed.). Colchester, CT: S&S Worldwide.

Earhart, C. A., & Allen, C. K. (1988). *Cognitive disabilities: Expanded activity analysis: Analysis of craft processes and cognitive stimulation and response*. Los Angeles, CA: University of Southern California.

Earhart, C. A., Allen, C. K., & Blue, T. (1993). *Allen Diagnostic Module: Manual*. Colchester, CT: S&S Worldwide.

Henry, A. D., Moore, K., Quinlivan, M., & Triggs, M. (1998). The relationship of the Allen Cognitive Level Test to demographics, diagnosis, and disposition among psychiatric inpatients. *American Journal of Occupational Therapy*, 52 (8), 638–643.

Herge, A., Vause-Earland, T. & Gitlin, L. N. (2006). New directions in dementia care at home. *Proceedings of the Symposium in Cognition*, Indianapolis, IN: Allen Cognitive Advisors, Ltd. Contact membership@allen-cognitive-network.org for a copy of this presentation.

Holm, A., Michel, M., Stern, G. A., Hung, T., Klein, T., Flahery, L., Michel, S., & Maletta, G. (1999). The outcomes of an inpatient treatment program for geriatric dementia and dysfunctional behaviors. *Gerontologist*, 39 (6), 668–676.

Itzkovich, M., Averbuch, S., Elazar, B. & Katz, N. (2000). *Loewenstein Occupational Therapy Cognitive Assessment (LOTCA) battery*. (2nd ed.). Pequannock NJ: Maddak Inc.

Josman, N. & Bar-Tal,Y. (1997). The introduction of a temporal variable to the Allen Cognitive Level (ACL) Test in adult psychosocial patients. *Occupational Therapy in Mental Health*, 13 (2), 25–34.

Josman, N., & Katz, N. (1991). A problem-solving version of the Allen Cognitive Level Test. *American Journal of Occupational Therapy*, 45 (4), 331–338.

Katz, N., Tadmor, I., Felzen, B., & Hartman-Maeir, A. (2007). The Behavioural Assessment of the Dysexecutive Syndrome (BADS) in schizophrenia and its relation to functional outcomes. *Neuropsychological Rehabilitation*, 17 (2), 192–205.

Katz, N. (2006). *Routine Task Inventory-Expanded (RTI-E) Manual*. Retrieved October 14, 2007, from http://www.allen-cognitive-network.org/routine_task_inventory.htm.

Katz, N., & Heimann, N. (1990). Review of research conducted in Israel on cognitive disability instrumentation. *Occupation Therapy in Mental Health*, 10 (4), 1-15.

Katz, N., Parush, S. & Traub Bar-llan, R. (2005). *DOTCA-Ch - Dynamic Occupational Therapy Cognitive Assessment for children*. Pequannock NJ: Maddak Inc.

Katz, N., & Perelman, N. (1993). Cognitive levels and work recommendations: A study of chronic psychiatric patients in the community. *Work: A Journal of Prevention, Assessment and Rehabilitation*, 3 (1), 64-68.

Kehrberg, K. L., Kuskowski, M. A., Mortimer, J. A., & Shoberg, T. D. (1992). Validating the use of an enlarged, easier-to-see Allen Cognitive Level Test in geriatrics. *Physical and Occupational Therapy in Geriatrics*, 10 (3), 1-14.

Keller, S., & Hayes, R. (1998). The relationship between the Allen Cognitive Level Test and the Life Skills Profile. *American Journal of Occupational Therapy*, 52 (10), 851-856.

Lee, S. N., Gargiullo, A., Brayman, S., Kinsey, J. C., Jones, H. C., & Shotwell, M. (2003). Adolescent performance on the Allen Cognitive Levels Screen. American Journal of Occupational Therapy, 57 (3), 342-346.

Levy, L., & Burns, T. (2005). Cognitive disabilities reconsidered: Rehabilitation of older adults with dementia. In Katz, N. (2005) *Cognition & occupation across the life span:Models for intervention in occupational therapy* (pp. 347-388). Bethesda, MD: American Occupational Therapy Association.

McAnanama, E. P., Rogosin-Rose, M. L., Scott, E. A., Joffe, R. T., & Kelner, M. (1999). Discharge planning in mental health: The relevance of cognition to community living. *American Journal of Occupational Therapy*, 53 (2), 129-137.

McCraith, D. & Henry, A. (2003). Usefulness of the cognitive disabilities model in predicting community functioning among persons with mental disorders. *Proceedings of the Symposium in Cognition*, Tampa, Florida: Allen Cognitive Advisors, Ltd. Contact membership@allen-cognitive-network.orgfor a copy of this presentation.

Moore, D.S. (1978). *An occupational therapy evaluation of sensorimotor cognition: Initial reliability, validity, and descriptive data for hospitalized schizophrenic adults*. Master's Thesis. University of Southern California, 1978

Ngoh, C. T., Lewis, I. D., & Connolly, P. M. (2005). Outcomes of inpatient geropsychiatric treatment: the value of assessment protocols. *Journal of Gerontological Nursing*, 31 (4), 12-18.

Penny, N., Mueser, K., & North, C. (1995). The Allen Cognitive Level Test and social competence in adult psychiatric patients. *American Journal of Occupational Therapy*, 49 (5), 420-427.

Piaget, J. (1952). *The origin of intelligence in children*. (Cook, M. translated). London: Routledge & Kegan Paul.

Pollard, D. & Olin, D. (2005). *Allen cognitive levels: Meeting the challenges of client focused service* (2nd ed). Monona, WI: Select One Rehab.

Raweh, D. V., & Katz, N. (1999). Treatment effectiveness of Allen's cognitive disabilities model with adult schizophrenic outpatients: A pilot study. *Occupational Therapy in Mental Health*, 14 (4), 65-77.

Roitman, D. M., & Katz, N. (1996). Predictive validity of the Large Allen Cognitive Levels Test (LACL) using the Allen Diagnostic Module (ADM) in an aged, non-disabled population. *Physical and Occupational Therapy in Geriatrics*, 14 (4), 43-59.

Shapiro, M.E. (1992). Application of the Allen Cognitive Level Test in assessing cognitive level functioning of emotionally disturbed boys. *American Journal of Occupational Therapy*, 46 (6): 514-20.

Secrest, L., Wood, A. E., & Tapp, A. (2000). A comparison of the Allen Cognitive Level Test and the Wisconsin Card Sorting Test in adults with schizophrenia. *American Journal of Occupational Therapy*, 54 (2), 129-133.

Velligan, D. I., Bow-Thomas, C. C., Mahurin, R., Miller, A., Dassori, A., & Erdely, F. (1998). Concurrent and predictive validity of the Allen Cognitive Levels Assessment. *Psychiatry Research*, 80 (3), 287-298.

Velligan, D. I., True, J. E., Lefton, R. S., Moore, T. C., & Flores, C. V. (1995). Validity of the Allen Cognitive Levels Assessment: A tri-ethnic comparison. *Psychiatry Research*, 56 (2), 101-109.

Wilson, D. S., Allen, C. K., McCormack, G., & Burton, G. (1989). Cognitive disability and routine task behaviors in a community-based population with senile dementia. *Occupational Therapy Practice*, 1 (1), 58-66.

World Health Organization. (2001). *International classification of functioning, disability and health*. Geneva: World Health Organization.

Zimnavoda, T., Weinblatt, N., & Katz, N. (2002). Validity of the Kohlman Evaluation of Living Skills (KELS) with Israeli elderly individuals living in the community. *Occupational Therapy International*, 9 (4), 312-325.

Ziv, N., Roitman, D. M., & Katz, N. (1999). Problem solving, sense of coherence and instrumental ADL of elderly people with depression and normal control group. *Occupational Therapy International*, 6 (4), 243-25.

부록

부록 A: 용어 및 약어

ACLS 및 ACLS-5 - 알렌 인지 수준 판별 검사(The Allen Cognitive Level Screen)와 알렌 인지 수준 판별 검사 5판(THE 5th version of the Allen Cognitive Level Screen)을 말한다. ACLS는 알렌 인지 수준 판별 평가의 표준 형태이다.

ACL-E - 알렌 인지 수준의 확장된 검사(Allen Cognitive Level-Expanded test)이다.

ACL-O - 로 알렌 인지 수준의 기본형 검사(Allen Cognitive Level-Original test)이다.

ACLS-90 - 1990년에 개발된 알렌 인지 수준 판별 검사를 말한다.

ACLS-2000 - 2000년에 개발된 알렌 인지 수준 판별 검사를 말한다.

알렌 척도(Allen Scale) - 차등된 일련의 26가지 수행 방식을 말한다. 수행 방식은 수행하는 각 순간에 뇌의 상태에 의해 조정되는 수행 능력에 따라 나누어진다. 가장 최소의 능력만으로 수행하는 정도를 나타내는 1.0에서 이론상으로 수행에 제한을 주지 않는 능력의 정도인 6.0까지가 있으며 각 모드는 소수점을 포함한 숫자로 수행 능력을 나타낸다.

ACL 판별 검사 - 특정 평가를 설명하는 넓은 의미의 용어이다. 특정 평가는 장애 모델을 기반으로 하여, 피검사자가 무엇에 주의를 기울이는지 및 복잡성이 다른 작업을 수행하는 동안 관찰된 피검사자의 언어, 운동 행동을 바탕으로 전반적인 인지 능력에 대한 추정치를 제공한다. 이 평가는 ACLS와 LACLS 두 가지 유형이 있다.

최고의 기능적 능력 - 피검사자가 생물학적으로 무엇을 할 능력이 있는가, 무엇을 하기를 원하는가, 무엇에 의욕을 얻는가와 이를 가능하게 하는 여건 사이의 가장 적합한 조합을 말한다.

단서 - 시행자가 피검사자의 수행을 관찰한 후 피검사자에게 제공하는 구술 내용을 말한다.

수행을 계속하도록 격려하는 신호 - 작업을 수행하는 동안 피검사자가 느끼거나 확인을 필요로 할 때, 또는 작업을 중단할 상황에 있을 때 주어지는 단서이다. 이러한 단서들은 작업을 올바르게 수행하고 있는지를 확인하는 내용이나 문제를 해결해주는 내용이 아닌 피검사자를 격려하는 진술들로 이루어진다. 예를 들어, "*지금처럼 계속 노력하세요.*", "*할 수 있는 만큼만 최선을 다하세요.*", "*이 작업은 어려운 작업이 맞아요.*"라고 할 수 있다.

시범 - 각 평가 작업에서 시행자가 피검사자에게 보여주는 바늘땀을 완성하는 동작을 말한다. 시행자가 피검사자 앞에서 가죽 바느질을 시작하고 동작을 설명한다. 피검사자에게 바느질 완료를 요청하기 전에 시행자는 홈질과 감침질 작업을 위한 시범을 한 번 보여준다. 피검사자가 바느질을 혼자서 완료하지 못하는 것을 확인한 *후* 단일 코도반 바느질 시범을 보인다. 각 작업에 한 번의 시범만 제공되며 각각의 작업이 채점된다.

기능적 인지 - 가장 중심이 되는 생각은 ACLS와 LACLS 및 인지장애 모델과 연관된 다른 평가들에 의해 평가되는 주요 개념이다. 기능적 수행과 뇌의 전반적 인지 처리 능력을 포함한다. 기능적 수행은 대상이 무엇에 주의를 집중하는가에 알 수 있는 전반적 인지 처리 능력과 특정 기술적 작업의 활동 요건 간 상호작용에 의해 발생한다. 여기서 특정 기술적 작업은 운동 및 언어 기술과 사회적 행동, 자기 인식, 다양한 작업을 수행하기 위해 필요한 환경에 대한 인식을 예로 들 수 있다.

전반적인 인치 처리 능력 - 생물학적으로 조정되는 능력이며 뇌의 구조적인 통합성과 생화학적인 균형 상태에 의해 영향을 받는다. 이러한 능력은 대상이 지각하고 주의를 집중하는 감각 단서(입력), 정보에 부여된 의미(처리) 그리고 수행 결과로 나타나는 운동, 언어 동작들(출력)과 더불어 생물학적으로 "주어진" 요인과 그 요인에 의해 발생하는 피드백 사이의 역동적인 상호작용을 결정한다. 전반적으로 강조할 점은 뇌의 통합적 또는 전체적 기능이 처리할 수 있는 능력과 한계를 모두 가지고 있다는 것이다. 이는 인지를 구성하는 뇌의 다양한 부분에서 보다 특정한 기능들에 중점을 두는 것과는 대조적이다. 전반적 인지 처리 능력에서의 질적인 차이는 일시적이거나 만성적인 질병, 부상, 피로, 중독 상태, 일반적인 성장과 발달의 중단으로부터 나온다.

감침질 뒷면의 X자 오류 삽입 - 시행자가 감침질 작업 중 피검사자 앞에서 가죽의 뒷면에 X자를 넣는 한 번의 잘못된 감침질은 오류이다. 이 오류는 피검사자가 이전 바느질에서 이 오류가 발생하지 않았을 때 삽입한다. 이 오류는 바늘을 다음 구멍으로 넣은 후 앞에서 뒤로 밀었을 때, 가죽 위의 끝 부분에 작은 고리를 만들면서 이루어진다. 바늘은 그다음에 고리의 오른쪽에서 왼쪽으로 밀어진다. 그리고 끈이 팽팽해지며 가죽의 뒤에 십자가 모양을 만든다. 그림 10을 참조하라.

감침질 끈 꼬임 오류 삽입 - 시행자가 감침질 작업 중 피검사자 앞에서 끈에 눈에 보이는 꼬임을 각각 만드는 두 번의 감침질이다. 이 오류는 피검사자가 이전 바느질에서 이 오류가 발생하지 않았을 때 삽입한다. 이 오류는 끈을 가죽의 가장자리에서 앞쪽으로 가져오기 전에 가죽 뒷면의 구멍 뒤에 끈을 꼬아서 만든다. 바늘을 그다음 다음 구멍의 앞에서 뒤로 밀고 당겨서 팽팽하게 만든다. 꼬여서 감아진 실은 감침질의 양쪽에서 확실하게 보여야 한다. 만약에 피검사자가 문제를 해결하기 위해 꼬인 끈 중 하나를 끄집어내려 한다면, 시행자는 그들이 구멍에서 끈을 끄집어내지 않고 바늘땀을 그대로 둔 채로 문제를 해결하도록 해야 한다. 그림 11을 참조하라.

끈 - ACLS와 LACLS를 위한 감침질, 단일 코도반 바느질에 사용되는 가죽 바느질 재료이다. 이 가죽 끈은 부드러운 마감된 면과 마감되지 않아 거친 면으로 확연하게 다른 두 면을 가지고 있다. 각 바느질에 30인치 길이의 가죽 끈이 사용된다. 각각의 가죽 끈의 한쪽 끝은 뾰족한 끝 부분을 만들기 위해 60도로 잘려 있다. 그리고 나사형 황동 잠금 바늘에 비틀어서 집어넣는다. LACLS용 가죽 끈은 ACLS용 가죽 끈보다 더 넓은 면을 가지고 있다. 이 두 종류의 가죽 끈은 가죽의 미리 뚫어진 구멍의 크기에 딱 맞는다(가죽 참조).

LACLS 및 LACLS-5 - 포괄적 알렌 인지 수준 판별 검사(The large Allen Cognitive Level Screen)와 포괄적 알렌 인지 수준 판별 검사 5판(5th version of the Large Allen Cognitive Level Screen)을 말한다. 피검사자의 시각, 손 기능이 상당히 손상되어 수행에 영향을 줄 때 사용되는 큰 형태의 ACL 판별 평가이다.

가죽 - 미리 구멍 뚫어진 4×5인치(ACLS) 또는 6×7인치(LACLS)의 둥글고, 직사각형의, 연갈색 가죽 형태이다. 앞쪽은 부드럽고 마감되어있고 뒤쪽은 거칠고 마감이 되어있지 않다.

가죽 바느질 도구 - 이 매뉴얼의 3부에 나온 설정 지침대로 세 가지 바느질이 되어있는 가죽이다. 가죽 끈들, 왁스를 입힌 베실과 함께 ACLS-5용 바늘 또는 LACLS-5용 신발 끈을 포함한다.

수행 방식 - 계층적이며, 알렌 척도에서 나타나는 순서이자, 6단계의 연속체로서 ACL 1.0에서 6.0까지의 소수들로 표현된 26개의 짝수 모드를 말한다. 척도의 각 단계들은 전반적인 인지 능력을 반영하는 식별할 수 있는 행동의 패턴을 나타낸다. 이는 이론적으로 점차 더욱 복잡해지는 것으로 본다. 가장 최소의 능력만으로 수행하는 정도(예: 혼수상태에서 깨어나는 것을 예로 들 수 있다)는 ACL 1.0으로 나타내고 이론상으로 수행에 제한을 주지 않는 능력의 정도는 ACL 6.0까지 나타낼 수 있다.

바늘 - 구멍이 큰 뭉툭한 바늘(ACLS용) 또는 신발 끈 끄트머리(LACLS용)가 홈질을 하는 데 사용된다. 이는 나사형 황동 잠금 바늘이며 감침질과 단일 코도반 바느질을 하기 위해 사용된다(ACLS와 LACLS용).

문제 해결 단서 - 오류를 정정하는 데 필요한 정보에 주의를 집중하도록 제공하는 단서이다. 홈질 작업에서는 문제 해결 단서가 주어지지 않는다. 감침질 작업에서는 문제-해결 단서가 주어지는데 다음의 내용을 포함한다. *"당신의 바느질 상태가 제 것과 비슷한가요?", "잘못한 부분이 있네요. 그걸 발견하여 고칠 수 있나요?"* 단일의 코도반 바느질 작업에서 시행자가 피검사자의 자발적인 문제 해결 과정에 진전이 없다고 판단할 때 하나의 언어적인 문제-해결 단서를 제공한다(언어적 단서를 참고하라).

홈질 - 가죽에서 인접한 구멍들을 걸쳐 왼쪽에서 오른쪽으로 이어지는 직선의 바느질을 말한다. ACLS-5와 LACLS-5의 첫 번째 작업은 러닝 스티치를 세 번 완성하는 것이다. 한 번의 바느질은 다음과 같이 완성된다. ACLS용 나사형 바늘 또는 LACLS용 신발 끈 끄트머리를 가죽의 앞에서 구멍을 통해 뒤로 밀어 넣은 후, 팽팽하게 잡아당긴다. 그 다음에 다음 구멍을 통해 가죽의 뒤에서 앞으로 바늘을 보낸 후 마찬가지로 팽팽하게 잡아당긴다. 이를 두 번 반복한다. 이론적으로 이 바느질은 이 평가를 구성하는 세 가지 작업 중 가장 간단한 것으로 추정된다.

감각적 단서 - 주의를 이끌고 유지하게 하는 몇몇 정보를 말한다. 이 단서들은 시각, 청각, 촉각, 후각, 고유 수용성 감각의 다섯 가지 감각에 기반한다. 이는 피검사자 본인 주변의 환경, 상황으로부터 발생한다.

판별 - 인식되지 못하거나 의심되는 문제들을 발견하는 데 사용되거나 문제의 범위 또는 심각성에 대한 추정치를 제공하는 데 사용되는 빠르고 저렴한 초기의 평가이다. 판별로써, ACLS-5와 LACLS-5는 의료 서비스에 사용되는 당뇨병, 우울증, 치매 판별 등의 다른 판별들에 필적할 만한 가치를 가지고 있다. 인지장애 모델의 배경 안에서 ACL 판별 검사는 다른 판별들과 함께 인식되지 못하거나 의심되는 기능적 인식 문제들을 발견하는 데 사용되거나, 이러한 문제들의 범위 또는 심각성에 대한 추정치를 제공하는 데 사용된다. ACL 판별 평가와 판별 점수를 참고하라.

판별 점수 - ACL 판별 검사의 두 가지 유형인 ACLS-5, LACLS-5의 작업을 수행하는 동안 피검사자의 행동 패턴 관찰에 기반한 점수이다. 이 평가의 목적은 피검사자의 전반적인 인지 처리 능력, 관련된 수행 그리고 학습 잠재력을 빠르게 파악하는 것이다. 그렇기 때문에 "판별 점수"는 추가적인 숙련된 관찰과 평가를 통해 검증 또는 확인될 필요가 있다.

단일 코도반 바느질 - 가죽 위의 인접한 구멍들 사이에 납작하고 두 면으로 이루어진 가죽 끈이 감싸는 복잡한 바느질이다. 단일 코도반 바느질을 왼쪽에서 오른쪽 방향으로 세 땀 완성하는 것이 ACLS-5와 LACLS-5의 세 번째 작업이다. 하나의 바느질은 다음과 같이 완성된다. 바늘을 가죽의 뒤에서부터 가장자리를 지나 앞으로 가져와서 다음 구멍을 통해 앞에서 뒤로 밀어 넣는다. 0.5인치의 고리가 만들어질 때까지 가죽 끈을 밀어 넣는다. 그리고 바늘을 다시 앞으로 가져와서 고리를 통해 가죽의 앞에서 뒤로 밀어 넣는다. 바늘은 가죽의 뒷면에서 끈의 왼쪽에 고정된다. 이 바느질은 0.5인치의 고리가 펑팽해질 때까지 가죽 끈을 뒤에서 잡아당겨 팽팽해지도록 만든다. 그 다음에는 긴 가죽 끈의 끝 부분을 가죽의 뒤로부터 멀리 떨어져서 팽팽하게 잡아 당겨서 바늘땀이 바느질을 하고 있는 구멍 위, 가죽의 맨 위 가장자리 부분에 놓여 지도록 한다. 가죽 끈의 완성된 면만이 눈에 보이고 꼬인 부분이 없다. 이론적으로, 이 바느질은 평가 도구를 구성하는 세 가지 작업들 중 가장 복잡한 것으로 추정된다.

홈질 시작 - 시행가 평가를 준비할 때 바느질 할 곳에 처음으로 홈질을 하는 것을 말한다. ACLS에서 사용할 잘린 베실과 LACLS에서 사용할 신발 끈의 한쪽 끝에 매듭을 만든다. 매듭이 없는 바늘이나 신발 끈을 홈질 시작 구멍을 통해 뒤에서 앞으로 밀어 넣는다. 정확한 위치는 부록 D(ACLS)와 E(LACLS)를 참조하라. 실 또는 신발 끈이 팽팽해질 때까지 잡아당긴다. 그러면 홈질 시작이 완성된다.

단일 코도반 바느질 시작 - 시행자가 평가를 준비할 때 바느질 할 곳에 처음으로 단일 코도반 바느질을 하는 것을 말한다. 바늘과 가죽 끈을 단일 코도반 바느질을 위한 시작 구멍을 통해 밀어 넣는다. 정확한 위치는 부록 D(ACLS)와 E(LACLS)를 참조하라. 앞쪽에 0.5인치의 끈 꼬리를 남긴다. 그 꼬리 부분으로 가죽의 가장자리를 감고 뒷부분의 가죽 끈을 마저 감는다. 그 다음엔 뒷면에서 가죽 끈의 아래로 꼬리부분을 뒤로 통과시켜서 꼬리가 다음 바늘땀들로부터 멀어지게 한다. 바늘땀을 꽉 조인다. 그러면 단일 코도반 바느질 시작이 완성된다.

감침질 시작 - 시행자가 평가를 준비할 때 바느질 할 곳에 처음으로 감침질을 하는 것을 말한다. 바늘과 가죽 끈을 감침질을 위한 첫 번째 구멍에 밀어 넣는다. 정확한 위치는 부록 D(ACLS)와 E(LACLS)를 참조하라. 앞쪽에 0.5인치의 꼬리를 남긴다. 그 꼬리 부분으로 가죽의 가장자리를 감은 후 뒤의 가죽 끈을 마저 감는다. 그 다음에는 꼬리 부분을 뒤의 가죽 끈 아래로 통과시켜서 꼬리가 다음 바늘땀들로부터 멀어지도록 한다. 바늘을 가죽의 앞쪽 주변으로 가져와서 다음 구멍을 통해 앞쪽에서 뒤쪽으로 밀어 넣는다. 꼬임이 없도록 하며, 바늘땀을 잡아당긴다. 그러면 감침질 시작이 완성된다.

작업 완성 기준 - ACLS-5와 LACLS-5의 세 가지 작업 각각에 대한 성공적인 완성의 기준을 말한다. 작업 완성 기준을 충족하였을 때, 다음 작업이 시작된다. 작업 성공 기준 충족 여부와 관계없이 피검사자는 세 가지 작업을 계속 진행하도록 권장된다.

작업 1 완성 기준(T1CC) - 연속된 구멍들에 세 개의 정확한 홈질을 완성한다.

작업 2 완성 기준(T2CC) - 연속된 구멍들에 세 개의 정확한 감침질을 완성한다. 이는 뒤쪽에 십자가 모양으로 꼬이는 오류와 가죽 끈이 꼬이는 오류를 인식하고 정정하는 것을 포함한다.

작업 3 완성 기준(T3CC) - 연속된 구멍들에 세 개의 정확한 단일 코도반 바느질을 완성한다.

실 - 15인치 길이의 왁스를 입힌 리넨으로 된 바느질 재료를 말한다. ACLS에서 홈질을 완성하기 위해 사용된다. 플라스틱 끝 부분으로 된 긴 신발끈은 LACLS에서 홈질을 완성하기 위해 사용된다.

언어적 단서 - 단일 시행 코도반 바느질 작업 3에서 시행자가 제공하는 하나의 언어적 단서를 말한다. 이는 첫 번째 바느질 시범 전에 주어진다. 이 단서는 문제 영역에 피검사자의 주의를 집중시키지만 문제 해결 방법을 제공하는 것은 아니다. 예를 들어 언어적 단서는 다음을 포함할 수 있다. "*첫 번째 부분은 정확하게 잘했어요.*", "*구멍에 어떻게 넣을지를 보세요*", "*고리 안으로 집어넣을 수 있는 다른 방법이 있을까요?*", "*끈을 팽팽하게 잡아당길 수 있는 다른 방법이 있을까요?*" 시행자는 피검사자의 문제 해결 과정에 진전이 없다고 판단할 때 이 단서를 제공한다.

구두 지시 - 시범 설명과 함께 제공되고 수행하고 있는 동작을 설명하는 구두 진술이다. 시행자가 구두 지시를 정확히 제공하는 것이 중요하다.

ACLS 점수 검증 - ACL 판별 평가에서 얻은 "판별 점수"를 검증하거나 확인하기 위한 숙련된 관찰과 추가적인 평가를 통해 추가적인 정보를 모으는 과정이다. 이 과정을 통해 목표 설정과 개입에 대한 시행자의 확인을 강화할 수 있다.

감침질 - 납작하고 두 면을 가진 가죽 끈을 꼬이거나 서로 교차하지 않고 가죽 가장자리의 인접한 구멍들 사이를 지나게 하여 단드는 바느질을 말한다. 감침질을 세 땀 완성하는 것은 ACLS-5와 LACLS-5의 두 번째 작업이다. 하나의 바늘땀은 다음과 같이 완성된다. 바늘을 가죽의 뒤에서부터 가장자리를 지나 앞으로 가져와서 다음 구멍을 통해 앞에서 뒤로 밀어 넣는다. 가죽 끈을 가죽의 가장자리에 딱 조여지도록 팽팽하게 잡아당긴다. 가죽의 앞과 뒤에서 가죽 끈의 완성된 면을 볼 수 있다. 꼬임이 없고 가죽 끈은 가죽의 뒤에서 서로 교차하지 않는다. 이론적으로, 이 바느질은 첫 번째 작업인 홈질보다 더 복잡하나 세 번째 작업인 단일 코도반 바느질 보다는 덜 복잡한 것으로 추정된다.

부록 B: 추가 문헌

이 참고 문헌은 ACLS 및 LACLS와 관련하여 발표되었고 본 매뉴얼에서 언급된 문헌에는 포함되지 않은 자료를 포함한다.

Allen, C. K. (1982). Independence through activity: The practice of occupational therapy (psychiatry). *American Journal of Occupational Therapy*, 36(11), 731–739.

Allen, C.K. (1987a). Occupational Therapy: Functional assessment of severity of mental disorders. *Hospital and Community Psychiatry*, 39, 140–142.

Allen, C.K. & Allen, R. E. (1987b). Cognitive Disabilities: Measuring the social consequences of mental disorders. *Journal of Clinical Psychiatry*, 48, 185–191.

Allen, C.K. (1988). Cognitive disabilities. In S. Robins (Ed.) *Focus*. Rockville, MD: American Occupational Therapy Association.

Allen, C.K. (1989). Treatment plans in cognitive rehabilitation. *Occupational Therapy Practice*, 1, 1–8.

Allen C.K. (1990). Development of a research tradition. *Mental Health Special Interest Section Newsletter*. American Occupational Therapy Association, 13(2), 1–3.

Allen, C.K. (1991). Cognitive disabilities and reimbursement for rehabilitation and psychiatry. *Journal of Insurance Medicine*. 23. 4. 245–247.

Allen, C.K. & Robertson, S.C. (1993). *A Study Guide for Occupational Therapy Treatment Goals for the Physically and Cognitively Disabled*. Rockville, MD: AOTA.

Austin, S. (2006). *Dissertation Research Grant. Hierarchies of abilities and activity demands in assessments associated with the cognitive disabilities model: A validity study*. Bethesda, MD: American Occupational Therapy Foundation.

Black, P., & Glickman, N. S. (2006). Demographics, psychiatric diagnoses and other characteristics of North American deaf and hard of hearing inpatients. *Journal of Deaf Studies and Deaf Education*, 15(3), 303–321.

Brown, C.(2000). Clinical interpretation of "A comparison of the Allen Cognitive Level Test and the Wisconsin Card Sorting Test in adults with schizophrenia". *American Journal of Occupational Therapy*, 54(2), 134–136.

Carmel, R., Katz, N., & Modai, I. (1996). Construct validity of the Allen Cognitive Level (ACL) test: Relationship of cognitive level to hand dexterity in a group of adult inpatients suffering from major depression. *The Israel Journal of Occupational Therapy*, 5(4), E230–231.

Chan, C., Ray, S., & Trudeau, S. (2001). The development and reliability of the Cantonese version of the Allen Cognitive Level Screen. *Occupation Therapy International*, 8(4), 287–300.

Cusick, A., & Harai, H. (1991). The Allen tests for cognitive disability: A cross cultural pilot study. *Occupational Therapy in Mental Health*, 11(4), 61–75.

Donda, B., Stratta, P., & Sconci, V. (2001). Utilizzo dell'Allen Cognitive Level Leather Lacing(ACL) in un campione italiano di pazienti affetti da disturbo schizofrenico e disturbo bipolare. = Application of the Allen Cognitive Level Leather Lacing (ACL) in an Italian sample of schizophrenic and bipolar patients. *Rivista di Psichiatria*, 36(6), 330–336.

Lindstedt, H., Ivarsson, A., & So¨derlund, A.(2006). Background factors related to and/or influencing occupation in mentally disordered offenders. *Scandinavian Journal of Occupational Therapy*, 20(3), 331–338.

Lindstedt, H., So¨derlund, A., & Sta°lenheim, G. (2004). Mentally disordered offenders' abilities in occupational performance and social participation. *Scandinavian Journal of Occupational Therapy*, 11, 118–127.

Marom, B., Jarus, T., & Josman, N. (2006). The relationship between the assessment of motor and process skills (AMPS) and the large Allen cognitive level (ACL) test in clients with stroke. *Physical & Occupational Therapy in Geriatrics*, 24(4), 33–50.

Mayer, M. A. (1988). Analysis of information processing and cognitive disability theory. *American Journal of Occupational Therapy*, 42(3), 176–183.

Ostwald, S. K., Hepburn, K. W., Caron, W., Burns, T., & Mantell, R. (1999). Reducing caregiver burden: A randomized psychoeducational intervention for caregivers of persons with dementia. *Gerontologist*, 39(3), 299–309.

Platt, M., (2004). *At home with Allen cognitive levels: A quick reference* (2nd edition). Portland, OR: Mary Platt. 508–329–4102.

Pollard, D. V. (2002). *Midlife's challenge: Understanding and coping with decline in thinking and behavior*. Monona, WI: Selectone Rehab.

Pollard, D.V. (2005). *A cognitive link: Managing problematic bodily behavior*. Monona, WI: Selectone Rehab.

Pollard, D. V. (2007). *Empowering caregivers: Relevant lifestyle profiles* (2nd ed.), Monona, WI: SelectOne Rehab.

Voydetich, D., Jensen, M., Sigford, B., & Mehr, J. (2002). Relationship between the Allen cognitive levels and the Rancho Los Amigos cognitive levels. *Premier Outlook*, 3(4), 14–19.

Warchol, K., Copeland, C., & Ebell, C. (2006). *Dementia Therapy: Achieving positive outcomes for the person with dementia*. Hillsborough, NC: Dementia Care Specialists.

부록 C: 보고 양식 샘플

보고 양식 샘플 1

환자의 전반적인 진단 프로필에 따른 ACLS 점수와 ADM 평가 활동 점수를 보고하는 서술 형식의 최초 기록이다.

제공: C. Earhart, OTR/L

작업 치료의 초기 평가-정신과 재활 서비스

데이터베이스: X 차트 검토 X 면담 X 회진 X 부서 관찰

_______ 작업치료기록 X 알렌 인지 수준 판별 X 알렌 진단 모듈 평가

_______ 기타 ____________________

환자 신원. 26세 미혼, 백인 남성, 유리로 된 버스정류장 판넬을 때리고 부순 결과로 오른손에 골절을 입게 된 것을 포함한 정신혼란과 불안 증세로 가족들이 병원에 데리고 왔다.

현재 기능/사회 경제적 지원. 환자는 부모, 형제들과 동거한다. 가족들이 그를 부양하고 있으며(19세 이후로는 단기 일자리를 제외한 직업을 가진 적이 없다) 친구가 거의 없다. 그의 활동은 음악 듣기, 집에서 음식 만들기, 잠을 자기 위하여 그의 차로 돌아가는 것 등이다. 그는 "저조한 성적" 때문에 대학을 중도에 그만뒀고, 지역의 전문대학에서 몇 개의 강좌를 수강했다. "심리 불안정"을 이유로 두 달 전 마지막으로 일했던 야간 교대 근무를 그만뒀다. 스스로를 진정시키기 위해 술과 대마초에 의존한다.

진단/시작/과거 치료 I. 양극성 정동장애, 조증, 정신병적 특징을 보이며, 술에 의존한다. 약 1년 6개월 전에 발병했고 그 후 3회 정신과 입원 이후 약물치료 불이행으로 3개월 전에 모든 약물치료가 중단되어 현재의 상태에 이르게 되었다.

관찰된 증상과 행동. 현재 환자는 프로그램에 협조적이다. 그는 현재 상황에 완전히 적응하고, 몸단장을 단정히 하고, 오른팔 깁스를 위해 권고 받은 주의사항(샤워 중에 젖지 않게 하기)을 준수한다. 그의 말은 논리적이지만 내용은 너무 거창한 자기평가("나는 밤에 내 꿈을 통제할 수 있다. 나는 음반을 가진 DJ가 될 것이고 할리우드에서 비디오를 만들 것이다.")를 드러낸다. 밤에 잠자는 데 어려움이 있고 어떤 환각 증세도 없다고 말한다. 그가 정신병을 가졌다고 생각하지 않는다. 칼로 그의 가족들을 위협했다고 시인했지만 병원에서의 위협적인 행동을 보인 적은 없다.

신체적/의학적 손상/장애 III. 깁스한 오른손(주로 사용하는 손)의 골절. 엄지와 2개의 손가락으로 ACLS와 다른 물건들을 쥐는 것이 관찰된다. 이 때 어떠한 통증이나 감각 손실에 대한 언급이 없다.

인지와 기능적 능력/장애. 중간 정도의 전반적 인지장애가 알렌 인지 수준 판별(ACLS) 점수 4.8/5.8 표준화된 시각 운동 학습 판별 검사, 그리고 알렌 진단 모듈(ADM) 활동 평가 점수 4.8/6.0에 근거하여 진단되었다. 이 점수들은 수행 방식 4.8에 해당하는 다양한 작업에서 관찰 가능한 행동 패턴과 관련이 있다. 이 단계의 기능에서는 사람이 기계적 암기로 새로운 지식을 천천히 배우고, 새롭고 우연한 상관성을 추정하거나 추론하지 못한다; 그들의 사고는 약

간 구체적이고 그들의 행동이 대상에 미치는 주된 영향을 인지하는 데 그친다. 작업을 수행하는 새로운 방법을 유사한 작업에 일반화시키지 못한다. 이 방식에 해당하는 사람들은 정상인보다 더 느리게 정보를 처리하고, 보통은 결국 직장을 유지하는 데 어려움을 겪는다. 그들은 다른 사람의 요구와 목적을 고려하고 이해하는 데 어려움이 있을 수 있다. 일반적으로 그들은 이러한 장애에 대해 부분적으로만 인식하고 있다.

환자의 의식 장애/도움에 대한 수용. "나는 아프지 않아." 그는 병원에서 약물치료를 받지만 그에게 지금 약물치료가 불필요하다고 생각한다.

안전 의식/논평. 환자는 현재 중간 정도의 전반적인 장애를 보여주는 것 같다. 그러나 적절한 약물치료를 받고 시간이 지남에 따라 개선될 수도 있다. 개선이 된다면 이전의 가장 높은 수준의 기능까지 회복될 예후가 나타날 것으로 보인다. 그러나 이 환자의 기능은 불분명한 이유들 때문에(그가 고용 상태를 유지할 수 있고, 수행 방식 5.0 이상의 행동을 주로 보이기는 하지만) 얼마간 불안정한 상태를 보여 왔고, 그는 직장을 유지하는 데 성공하지 못했다. 현재의 약물치료가 조병 증세를 억제하고 인지 능력이 인지 수준 5 범위 이내로 개선된다면, 환자는 직업 코치나 외부적 도움을 받아 몇몇 형태의 일자리 재개가 가능할 것이다. 약물 남용은 계속해서 회복에 영향을 미칠 수 있기에, 인지 능력이 앞서 언급한 새로운 학습의 일반화가 가능한 수준으로 회복된다면(5.4 이상의 인지 수준) 교육과 함께 어쩌면 약물 남용 재활 요법을 고려하는 것도 권장된다.

작업치료 목표/프로그램 적정량의 약물(Depakote, Seroquel)을 처방하면서 수행 능력을 확인하기 위해 환자는 13~14시에 일일 작업 치료 클리닉에서 진행하는 현재의 능력에 맞는 ADM 평가 활동에 성공적으로 참여하게 될 것이다. 이전의 직무 기술에 대한 데이터베이스가 증가한다. 목표는 환자의 기대대로 그의 가족으로 돌아가기 앞서 14일 이내에 인지 능력의 개선을 보이는 것이다.

서명 및 날짜

보고 양식 샘플 2

안전 권고 사항을 포함하는 형식화된 퇴원 요약 제공: C. Earhart, OTR/L

작업치료 퇴원 요약과 안전 권고 사항

입원 날짜 ______________ **최초 평가** ______________ **퇴원** ______________

진단: Ⅰ. ____________________

Ⅱ. ____________________

Ⅲ. ____________________

Ⅳ. ____________________

Ⅴ. ____________________

약물: ____________________

퇴원 계획: ____________________

최초의 ACLS 점수 ________ **총 치료 세션** ________ **퇴원 ACL/방식** ________/6.0 알렌 인지 수준 척도

향후 인지 기능 예측: 안정 개선 악화 알 수 없음 ACL ________/6.0

근거: ____________________

이 때 최고의 기능적 능력을 유지하기 위해 다음의 일상적인 활동에서 감독을 수행할 것을 권장한다.

	권장하지 않는 활동	권장되는 감독			
		시작/관찰	종료/결과 확인	대기/자문	독립적
개인 관리 활동					
몸단장					
옷 입기					
목욕하기					
걷기/운동하기					
식사					
용변 보기					
약먹기					
보조 도구 사용하기					
가정/지역사회 활동					
가사일					
음식 준비/구하기					
지불/예산 계획					
물건 사기					
빨래하기					
여행하기					
전화하기					
운전하기					
어린이/어르신 보살피기					
학교					
직장					

이름 ____________________ 서명 ____________________

P.F. #____________________ 병동 날짜 ____________________

보고 양식 샘플 3

개인의 구체적인 요구사항과 환경에 맞추기 위한 논평 공간이 있고 안전 예방책을 기술하는 포괄적인 보고서이다.

제공: C. Earhart, OTR/L

인지 수준/수행 방식이 3.6인 사람을 위한 안전 권고 사항

다음의 제안 사항은 흔한 안전 문제를 예방하는 방법이다. 이 수준의 기능에 해당하는 사람은 이러한 문제와 관련해 평균적인 위험브다 더 큰 위험에 처해 있다.

움직이기/걷기

- 담으로 에워싸인 공간의 바깥쪽을 호위함으로써 길을 잃는 것과 헤매는 것을 방지한다. 잠금장치, 안전문을 설치한다.
- 계단, 커브, 평평하지 않은 표면을 알려줘 넘어지는 것을 방지한다; 자갈, 젖거나 미끄러운 표면, 가파르고, 좁고, 나선식 계단을 걷는 것을 피한다.

욕실 활동

- 손을 씻고 변기의 물 내리는 것을 상기시킴으로써 질병의 확산을 예방한다.
- 의복을 체크하고 의복을 잠그는 것을 도와주어 당혹스러운 상황을 예방한다.
- 화상을 방지하기 위해 욕조에 들어가기 전이나 샤워하기 전에 물의 온도를 확인한다. 사용 후에 물을 확실하게 잠갔는지 확인한다.
- 머리를 감고 빗질을 하여 머리카락 엉킴과 비듬을 방지하고, 거울과 함께 모든 도구를 준비하고 모든 표면을 씩우도록 상기시킨다.
- 모든 치아를 닦도록 하여 충치를 예방한다.
- 모든 몸단장 도구들에 대한 주의사항을 사용 전에 확인함으로써 알러지, 화학반응, 화재를 방지한다.
- 함께 립스틱, 화장품, 블러시 사용은 안전한 편이며 의심스러운 결과는 있을 수 있다. 마스카라의 사용은 위험하다. 보이는 표면에 대해서는 전기 면도기나 면도칼을 사용할 수 있다. 턱 아래, 다리의 뒤쪽 부문에서 놓친 부분을 알려준다.
- 친숙한 도구들을 왼쪽에서 오른쪽 순서로 카운터에 놓아둠으로써 다음에 무엇을 사용해야 하는지에 대한 혼란을 방지한다.

옷 입기

- 헐거운 신발이나 슬리퍼를 제거함으로써 넘어지는 것을 방지한다.
- 입을 옷을 선택하고 입을 순서대로 왼쪽에서 오른쪽으로 펼쳐놓음으로써 혼란을 방지한다. 계속하여 입도록 신호를 준다.
- 의복이 적절한 위치에 놓였는지 결과를 확인한다.

식사

- 거칠거나 씹기에 어려운 음식은 피한다. 필요한 경우 음식을 작게 자를 수 있도록 도와준다. 포장을 연다.
- 식사를 완료하기까지 일반적인 시간의 두 배 또는 세 배의 시간을 준다.
- 뜨거운 음식이나 음료는 식을 때까지 접근을 제한한다.
- 컵의 반만 채움으로써 엎는 것을 방지한다. 모든 액체를 붓는다. 차가운 샌드위치나 간식만 준비하도록 허락함으로

써 화상을 방지한다.

- 제한된 식이요법 중이라면 음식에 접근을 막고 먹을 수 없는 것이 입 안에 있으면 제거한다.

약 먹기

- 선별된 알약이나 측량된 액체를 개인에게 건네주고 삼킴을 확인함으로써 약물복용을 제대로 준수하도록 한다.
- 부작용과 발생 가능한 합병증을 알고 의사에게 보고함으로써 약물에 대한 이상 반응을 방지한다.
- 아이들이 열 수 없게 만든 용기에 담아 눈에 띄지 않는 곳에 약을 보관함으로써 과다 복용을 방지한다.

가사일

- 고온의 원천과의 접촉을 제한함으로써 화상을 방지한다.
- 해어지거나 곱슬 거리는 깔개 또는 전기 코드는 바닥에 테이프로 붙이고, 젖거나 미끄러운 바닥에 접근을 제한함으로써 넘어지는 것을 방지한다.
- 불안정한 의자, 테이블, 지지를 위해 잡을지 모르는 수건걸이를 제거함으로써 넘어지는 것을 방지한다.
- 잡동사니를 바닥, 계단에서 치우고, 부서진 계단을 수리함으로써 넘어지는 것을 방지한다.
- 전동공구, 가연성, 독성이 있거나 절단용 공구(칼, 톱, 삽), 고온의 도구(다리미, 난로, 커피포트)에 접근을 제거함으로써 부상을 방지한다.
- 담배재가 모두 탔는지 확인하고, 침대에서 흡연하는 것을 방지함으로써 담배로 인한 화재를 방지한다.
- 접근을 차단함으로써 과도한 전화 사용을 막는다.
- 하루 쓸 돈만 공급하고 나머지 모든 재정을 관리함으로써 강도 행위를 방지한다.

논평:

보고 양식 샘플 4. 체크리스트 항목과 서술을 결합한 보고서 양식

ACLS/LACLS 보고서 양식 – S. Austin이 제공, OTR/L, 10/16/07

클라이언트 이름: ____________ **ID #:** ____________ **평가 날짜:** ____________

성별: □ 남성 □ 여성 **나이:** ____________ **인종:** ____________

진단: ____________

알려진 국소 뇌병변 이력(TBA, CVA 등): □ 있음 □ 없음

주로 사용하는 언어: □ 영어 □ 스페인어 □ 기타: ____________

현재 고용 상태: □ 없음 □ 보호받는/지원받는 고용 □ 시간제 □ 전일제 □ 퇴직 □ 기타:

____

기타 역할: ____________

현재 거주 상태(또는 급성 환자라면 가장 최근 거주 상태):

□ 독립(혼자 또는 보호자가 아닌 다른 사람과 함께 거주)
□ 지원을 받는 상태에서 지역사회 거주(지원을 받고 혼자 살거나 보호자와 함께 거주)
□ 그룹홈 또는 보드 및 케어 주택
□ 장기 보호 시설
□ 노숙 또는 노숙인 쉼터
□ 기타: ____________

알렌 인지 수준 판별(ACLS) 설명: 이 평가 도구는 개인에게 점점 더 복잡한 가죽 바느질 작업을 모방하고 점점 더 복잡한 문제 해결에 참여할 것을 요구한다. 결과 점수는 측정 당시의 개인의 능력에 대한 추정치를 제공한다. 각각의 얻을 수 있는 ACLS 점수는 수행 방식(각 방식에 대한 요약은 이 양식의 뒷면에서 확인할 수 있다)과 연관이 있다. 점수가 특정한 수행 방식을 얼마나 정확히 반영하는지에 대한 정도를 판단하기 위해 치료사는 지속적이며 총체적인 평가 과정 내에서 ACLS 점수를 해석해야 한다. 각 방식에 대한 요약은 이 양식의 뒷면에서 확인할 수 있다.

이번 시행에서 어느 평가 도구가 사용되었습니까?

□ ACLS □ LACLS □ ACLS로 시작해 LACLS로 전환

시행에서 관찰된 요소:

ACLS/LACLS 점수: ____________

□ 떨림
□ 약시
□ 환경이 산만함
□ 피검사자의 영어가 유창하지 못함
□ 피검사자가 작업에 흥미를 보이지 않음
□ 상지에 신체적 장애(관절염, 절단, SCI, 화상 등)
□ 테스트 중반대적 행동이 관찰됨
□ 피검사자가 과거의 유사한 작업에 대해 보고함
□ 기타: ____________

인지 안정도에 대한 추정

□ 수행 방식이 시간마다 또는 매일 단위로 변화할 것으로 예상된다: 변화는 주의 깊게 관찰되고 있다.
□ 수행 방식이나 방식의 패턴은 다음의 일/주 동안에 명백하게 안정될 것으로 예상된다.

논평: (능력/한계, 기능적 잠재력, 변경/적응, 기타) ____________

____

부록 D: ACLS-5 앞면과 뒷면 설정

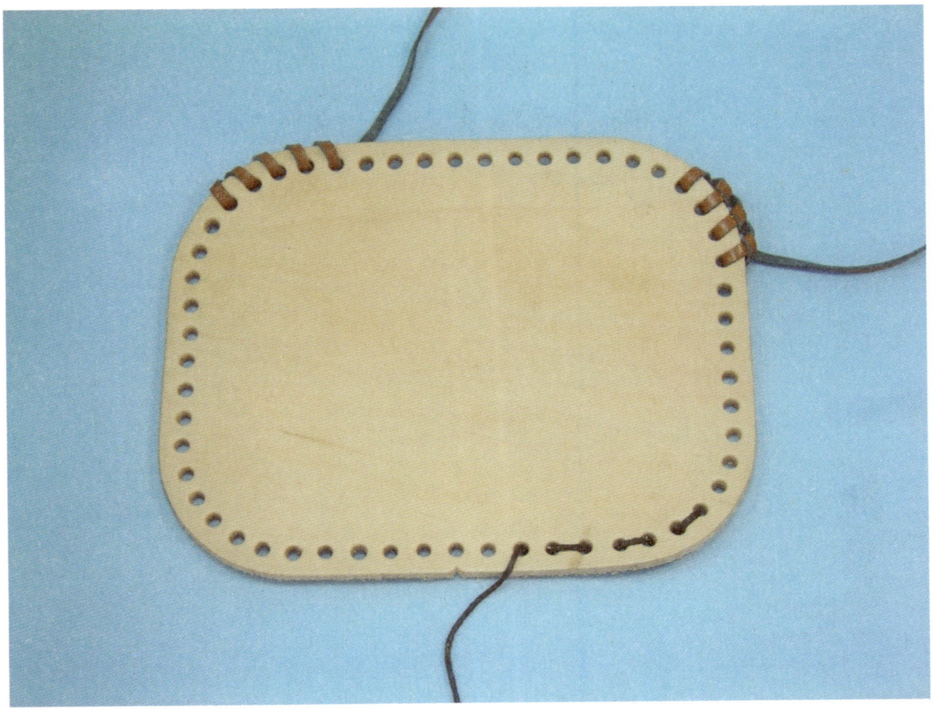

그림 12. ACLS-5 앞면 설정.

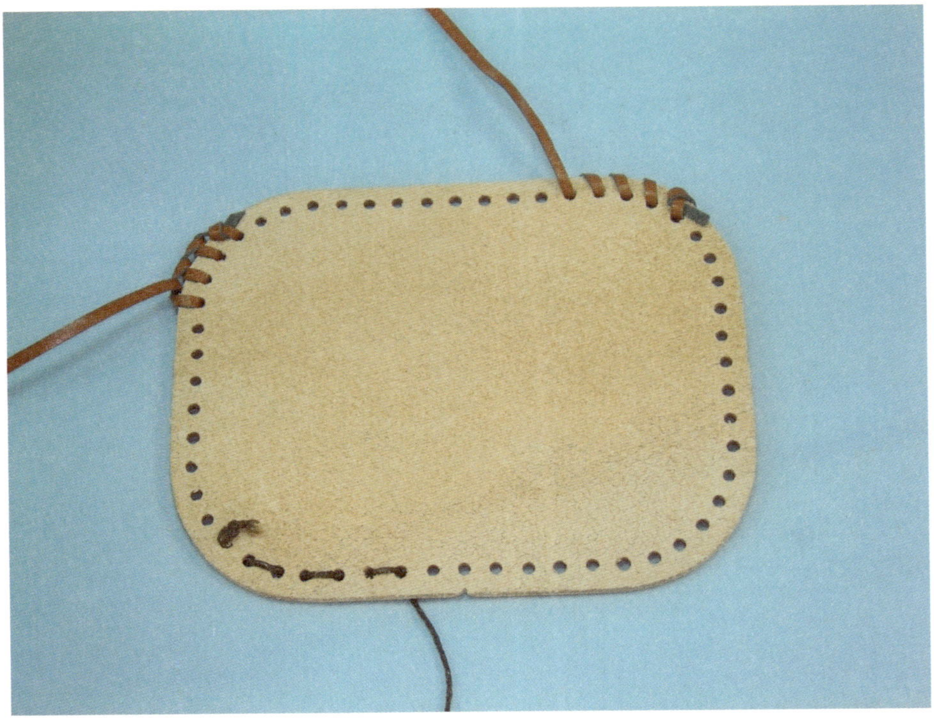

그림 13. ACLS-5 뒷면 설정.

부록 E: LACLS-5 앞면과 뒷면 설정

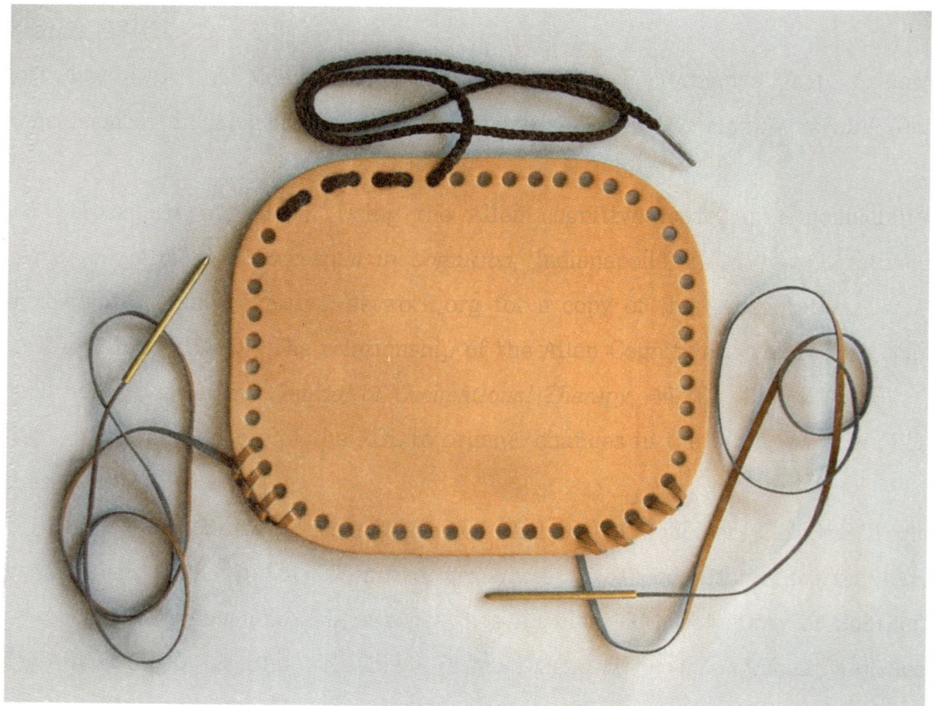

그림 14. LACLS-5 앞면 설정.

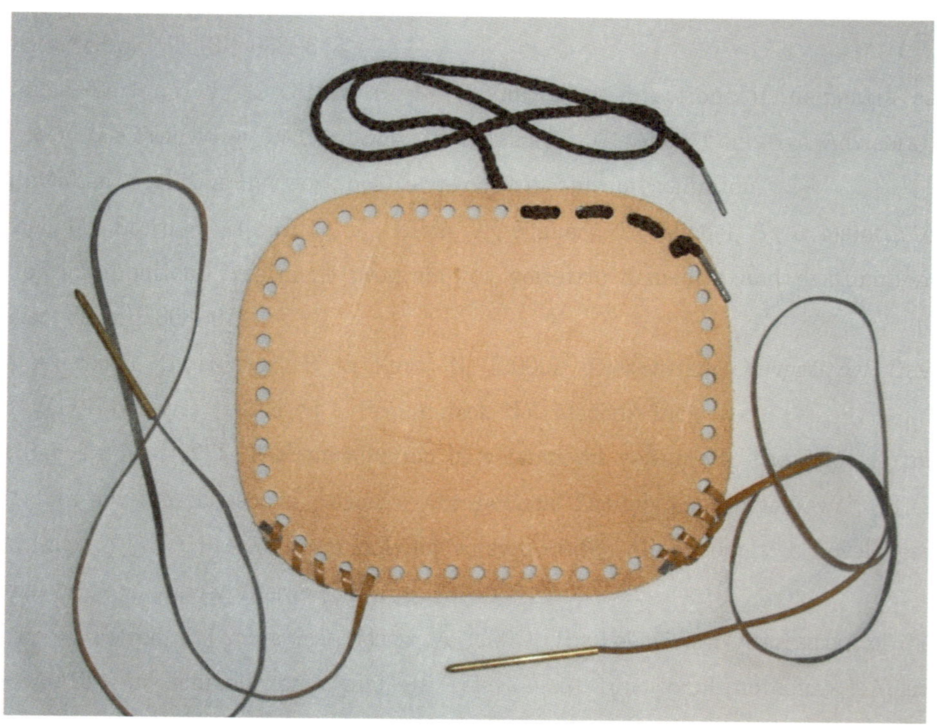

그림 15. LACLS-5 뒷면 설정.

부록 F: 출처 - 평가, 도서, 웹사이트

아래 나열된 출처들은 이 판별 평가 이용자에게 인지장애 모델과 관련해 선별된 평가, 도서, 웹사이트 및 이에 대한 출처들을 제공합니다.

평가

S&S Worldwide, Colchester, CT, http://www.ssww.com에서 확인 가능한 자료

Manual for Allen Cognitive Level Screen-5 (ACLS-5) and Large Allen Cognitive Level Screen-5 (LACLS-5) by Allen, Austin, David, Earhart, McCraith, & Riska-Williams, 2007

ACLS and LACLS leather-lacing tools by Claudia Allen

Allen Diagnostic Module Instruction Manual, 2nd ed. (ADM) by Catherine Earhart, 2006

Allen Diagnostic Module Activity Assessments by Catherine Earhart

Sensory Stimulation Kits I and II by Tina Blue

Allen Cognitive Network, www.allen-cognitive-network.org에서 확인 가능한 자료

Routine Task Inventory - E (RTI-E) by Noomi Katz, 2006

Maddak, Inc., Wayne, NJ 07470, http://service.maddak.com에서 확인 가능한 자료

Cognitive Performance Test (CPT) by Theressa Burns, 1992

도서

by Claudia Allen, Catherine Earhart, and Tina Blue

Allen, C. K. (1985). Occupational therapy for psychiatric diseases: Measurement and management of cognitive disabilities. Boston: Little, Brown, and Company. No longer in print. Used copies may be available on-line.

Allen, C. K., Earhart, C. A., & Blue, T. (1992). Occupational therapy treatment goals for the physically and cognitively disabled. Bethesda, MD: American Occupational Therapy Association. Available from www.aota.com; www.ssww.com

Allen, C.K., Blue, T., & Earhart, C. A. (1995). Understanding cognitive performance modes. Ormond Beach, FL: Allen Conferences, Inc. Available from www.ssww.com; www.allen-cognitive-levels.com.

이 외의 도서나 출판물은 이 매뉴얼에 언급된 참조문헌, 부록 B 및 아래 웹사이트에 나와 있습니다.

웹사이트

ACLS 및 LACLS 위원회 공식 웹사이트

www.allencognitivelevelscreen.org

ACLS 및 LACLS 위원회는 비영리 기관이다. 위원회의 사명은 ACLS를 개발, 유지 및 홍보하며 다양한 수준의 인지 능력을 가진 클라이언트들과 그들의 가족, 간병인을 돕는 의료 전문가를 지원하기 위해 이 평가와 관련한 교육과 연구를 지원하는 것이다.

Allen Cognitive Advisors, Ltd.의 공식 웹사이트

www.allen-cognitive-network.org

Allen Cognitive Network는 Allen Cognitive Advisors, Ltd.의 공식 웹사이트이다. 워크숍, 연례 인지 심포지엄. 인지장애 모델 관련 자료, 네트워크 형성 기회에 관한 정보를 포함한다.

그밖에 자료, 출판물, 자문, 교육, 네트워크 형성 기회와 관련된 웹사이트가 있다. 이 매뉴얼의 저자와 저작권 소유자는 아래의 웹사이트에 있는 정보에 대해 보증하거나 책임지지 않는다.

www.ot-innovations.com

Tina Champagne M.Ed., OTR/L

Champagne Conferences & Consultation

www.changingmindspdx.com

Mary Platt, OTR/L

Dementia Consultant

www.allencogadvisor.com

Delaune Pollard, AccOT

ACL International

www.DementiaCareSpecialists.com

Kim Warchol, OTR/L

Dementia Care Specialists, Inc.

【한국알렌인지연구회 역】

역자 대표
정 민 예 (연세대학교 작업치료학과)

편집위원장
박 지 혁 (연세대학교 작업치료학과)

편집 위원
금 효 진 (경북대학교 작업치료과)
김 선 희 (계명대학교 동산의료원)
김 희 (건양대학교 작업치료학과)
박 진 혁 (경복대학교 작업치료과)
이 유 나 (경복대학교 작업치료과)
이 현 진 (경운대학교 작업치료학과)
박 상 미 (연세대학교 대학원 작업치료학과 석사과정)

ACLS-5 및 LACLS-5

매뉴얼 (2007)

발행일 2016년 7월 5일
저 자 Claudia K. Allen et al.
역 자 한국알렌인지연구회
발행인 최 용 원
편 집 장 순 임
표 지 장 순 임
발행처 **대한나래출판사**
등 록 제2012-000051호(1994.6.10)

주 소 서울특별시 성동구 성수이로 147 (성수동2가 289-319번지)
아이에스비즈타워 903호
전 화 (02) 922-7080
팩 스 (02) 922-0841
이메일 nrpub@naver.com

ISBN 978-89-5741-470-5 **정가 12,000원**